E MÉDICAL

CONSEILLER INTIME

POUR TOUS LES AGES DE L'HOMME

PAR

LE DOCTEUR **ROCHON** (DU RHÔNE).

MÉDECIN SPÉCIAL.

PREMIÈRE PARTIE.

MALADIES DES VOIES GÉNITO-URINAIRES

SYMPTOMES. — TRAITEMENTS.

Orné de 12 planches d'anatomie.

2e ÉDITION.

PARIS,

CHEZ L'AUTEUR, 18, BOULEVARD MONTMARTRE

ET CHEZ TOUS LES LIBRAIRES.

GUIDE MÉDICAL

CONSEILLER INTIME

POUR TOUS LES AGES DE L'HOMME.

Paris. — Impr. de Cosse et J. Dumaine, rue Christine, 2.

GUIDE MÉDICAL

CONSEILLER INTIME

POUR TOUS LES AGES DE L'HOMME

PAR

LE DOCTEUR **ROCHON** (DU RHÔNE),

MÉDECIN SPÉCIAL.

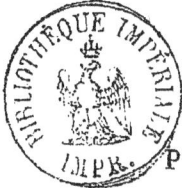

PREMIÈRE PARTIE.

MALADIES DES VOIES GÉNITO - URINAIRES

SYMPTOMES. — TRAITEMENTS.

Orné de 12 planches d'anatomie.

PARIS,

CHEZ L'AUTEUR, 18, BOULEVARD MONTMARTRE

ET CHEZ TOUS LES LIBRAIRES.

1863

INTRODUCTION.

Des dangers de quelques romans en médecine

Qui ne souvient de la mystification si plai-
sante et si vraisemblable à la fois dont il plut
au savant William Herschell de gratifier, il
y a quelque trente ans, le monde scientifique
et le monde plus nombreux encore des simples amateurs et curieux de l'astronomie? La
donnée du problème était celle-ci : Pour bien
voir le satellite de la terre, la lune, il ne
s'agit pas d'en amplifier l'image (ce qu'il est
toujours possible de faire), il faut que la
lumière de l'astre ne diminue pas en proportion du grossissement que l'on obtient par
les verres convergents. Comment réaliser

cette nécessité? On ne peut éclairer la lune, éclairons son image ! — Cette solution saisissante d'ingéniosité, séduisit même les esprits les plus prévenus contre la possibilité du progrès dans les sciences, et elle fit fortune pendant un certain temps. Éclairer l'image est une duperie cependant, car la lumière que l'on y projette sert à faire mieux constater que chacun de ses points n'a apporté avec lui, sur le réflecteur, qu'une trop faible quantité de rayons lumineux pour se laisser discerner. En d'autres termes, cette lumière additionnelle fait ressortir l'obscurité de l'image.

La science est pleine de ces surprises. A tort ou à raison, volontairement ou involontairement, on donne des formules insuffisantes pour la science vraie, malheureusement séduisantes pour les esprits non initiés ou inhabiles à saisir le défaut d'un système, à reconnaître le point où le sol manque sous les pas.

La science est une, comme la vérité qu'elle cherche et dont elle possède évidemment quelques éléments. Mais à côté d'elle et presque parallèlement, il s'élève toujours une autre sorte de science, une science fausse et parasite qui s'empare de tous les éléments que l'autre répudie.

La première, la seule, la légitime science est celle des esprits sérieux et mûrs, habitués à reconnaître l'erreur, à discerner le sophisme, et à attendre dans une prudente réserve la manifestation de l'évidence. Ces esprits ne sont pas timides; l'intérêt qu'ils portent à l'avancement de la science témoigne de leur ardeur et de leurs enthousiastes aspirations. Mais ils emploient une partie de leur fermeté et de leur énergie à ne pas se laisser entraîner trop loin et au delà des limites de toute vraisemblance; ils exigent des démonstrations et résistent aux entraînements.

D'autres esprits, ardents aussi, mais pas-

sionnés, mais faciles à satisfaire par des ap-
parences, s'élancent à la recherche de la
vérité; en peu de temps, ils devancent les
premiers et arrivent à l'extrémité d'une carrière où ceux-ci, dans leurs plus orgueil-
leuses prévisions, espèrent à peine faire le
premier pas.

Les acquisitions faites par ce dernier procédé sont vaines et la science qu'elles insti-
tuent est ruineuse. Néanmoins, elle dure un
certain temps, altère la vérité, cause de nombreux mécomptes et s'écroule enfin en faisant
des dupes ou des victimes.

C'est là ce que nous appelons le *roman
des sciences*. Habillés et fardés avec un art
suffisant pour jouer aux lumières et sur des
tréteaux la science vraie, ces romans ne
supportent pas l'analyse.

Peut-on en trouver l'origine ou les ori-
gines ? Il faut le dire, à la honte de l'espèce
humaine : quelquefois ces tromperies sont
volontaires ; elles s'exercent par une véri-

table captation, et celui qui les emploie con-
nait le mal qu'il fait dans toute son étendue
et dans toute sa laideur morale. Passons sur
ce point; il s'agit des charlatans et ce n'est
pas d'eux que nous voulons parler ici.

Quelquefois, c'est sur l'apparente évidence
des faits que se fonde le roman scientifique.
Les observations ne sont pas assez multi-
pliées, les points de comparaison manquent,
et l'on proclame prématurément comme vérité ce qui n'est au fond qu'une erreur. Ici,
la conscience des observateurs n'est ni en-
gagée ni compromise et la droiture des in-
tentions ne saurait être incriminée.

C'est ainsi qu'ont débuté toutes les
sciences vraies. Le soleil tournant autour de
la terre était un roman astronomique, mais
il était bien sincère. On n'a pas accusé de
tromperie les premiers observateurs, on n'a
accusé que l'insuffisance de leurs moyens
d'observation.

Il y a enfin une troisième condition où la

1.

conscience et la probité scientifiques sont encore tout aussi désintéressées, mais où l'intelligence et la raison sont manifestement reprochables. Nous voulons parler de ces circonstances où un esprit enthousiaste s'empare d'une idée avec véhémence et passion, la retourne dans tous les sens, l'étreint, et, par un merveilleux travail de génération spontanée, lui fait produire une foule de déductions et de faits particuliers qu'elle ne contient réellement pas.

Maintenant, quel est le but que se proposent les créateurs de ces romans? Dans quelques cas, le but est nul; certaines sciences, en effet, n'ont ni aboutissant ni application pratique immédiate, l'astronomie par exemple, l'étude des langues mortes, l'histoire d'un peuple effacé de la surface du globe.

D'autres ont un but déterminé, celui d'un avancement, d'un progrès à réaliser dans l'application utile que l'on peut faire de la science.

Cette tendance est louable sans doute, mais n'a-t-elle pas des inconvénients et même des dangers?

Ces inconvénients et ces dangers sont très-réels et il suffit de quelques mots pour les exposer.

Ces romans scientifiques s'adressent exclusivement aux personnes du monde, à qui l'on ne saurait refuser toute l'intelligence nécessaire pour les comprendre, mais à qui les notions fondamentales des sciences font défaut le plus souvent. Pour eux on a rendu la science facile, abordable; mais en la vulgarisant on l'a affadie, atténuée; elle leur arrive transformée, elle se présente avec des attributs qui ne lui conviennent pas.

Le résultat de ces transformations c'est la notion fausse, incomplète et tronquée de la vérité.

A quoi bon de pareilles aberrations? Quel en est l'aboutissant? Il est facile de le dire. C'est un errement sans issue et dans les ténèbres, un retard dans le sentier du progrès. De plus, la terreur de ne pouvoir arriver au bien et tous les désespoirs qui en sont la suite.

N'y a-t-il pas pour les esprits sages quelque chose de mieux à faire? Pourquoi céler ou déguiser la vérité ? Ne vaudrait-il pas mieux, après tout, l'exposer telle qu'elle est, incertaine quelquefois, mais pure?

Ici, on ne peut se plaindre que d'un progrès incomplet, mais on n'aura pas à redouter la nécessité d'abandonner les notions acquises et de suivre une marche rétrograde.

Appliquons ces remarques générales à la médecine et spécialement au sujet des études renfermées dans ce livre.

La science médicale a présenté successivement aux méditations des esprits, tous les systèmes les plus opposés, les plus contradictoires. Mais il ne faut pas s'en plaindre. C'est la condition du progrès scientifique et chacun de ces systèmes représente, en quelque sorte, une étape sur la route de la vérité. Mais aussi, et tout à côté de ces doctrines instituées en vue de l'avancement de la science, combien ne s'est-il pas élevé de *romans?* Tous ont eu pour but de faire croire à une science plus avancée qu'elle ne l'était en réalité; tous ont eu pour but également de mettre cette science à la portée de tous les esprits. Aussi les modifications que l'on a été obligé de faire subir aux doctrines pour les rendre accessibles à tous, les ont transformées et ont créé des notions fausses et difficiles à déraciner. Bien plus, tout le monde s'est cru apte à discuter et à agiter les questions les plus ardues, et il est venu un moment où l'homme du monde s'est cru plus instruit et plus versé dans la science que celui qui l'avait créée ; orgueilleux de cette science d'emprunt, le premier a écrasé de sa prétendue supériorité le véritable savant, modeste par nature !

Pour ne parler que des temps modernes, qui n'a vu les questions les plus ardues et les plus transcendantes traitées avec aisance et légèreté par les gens du monde, lorsque les savants n'avaient point dit leur dernier mot. Les *questions mesmériennes*, celles des *tables tournantes*, des *esprits frappeurs*, des *mediums* sont agitées avec aplomb par le premier venu, au grand scandale de la science.

Et, si nous entrons d'une manière plus intime dans le sujet qui nous occcupe, ne voyons-nous pas, dans la question des *pertes séminales*, par exemple, un scandale non moins grand. Cette question a été étudiée avec le plus grand soin par l'illustre Lallemand, de Montpellier. Mais elle a été étudiée par lui avec passion; elle a été mise surtout à la portée des gens du monde. On l'a traitée de manière à initier le public aux détails les plus intimes qu'elle comporte. Certaines assertions très-osées, et qui, aux yeux du public

médical, ne devaient avoir d'autres appa-
rences que celles d'hypothèses ingénieuses,
mais contestables, ont été reçues comme des
vérités indubitables et consacrées. L'importance de la question, très-restreinte en réalité,
s'est exagérée : toute la pathologie a paru
dominée par la spermatorrhée, et comme,
en somme, il était facile de parler et de
discuter sur une pareille donnée, il n'y a pas
un homme du monde qui ne l'ait étudiée
sous toutes ses faces, qui ne l'ait discutée,
n'en ait parlé avec assurance et avec plus
d'entrain peut-être, qu'aucun médecin ;
bien plus, la terreur s'en est mêlée : chacun
s'est cru, à un moment donné, atteint de
pertes séminales ; en sorte que, depuis tantôt trente années, cette crainte est encore subsistante et défraie les loisirs des
gens qui n'ont d'autre occupation que le
soin de leur santé.

Ne serait-il pas temps de mettre un terme
à ces idées et à ces craintes exagérées, de

restreindre la question dans ses limites
réelles et dans sa minime importance, èn un
mot, de remplacer le roman scientifique
par la notion scientifique pure.

A notre sens, il est du devoir des esprits
sérieux d'entrer décidément dans cette voie.
Quelques savants écrivent pour le public et
s'efforcent de vulgariser à son profit les
sciences abstraites. C'est à ces vulgarisa-
teurs qu'il appartient de prendre le rôle
que nous indiquons ici. Cette tâche est difficile peut-être; le résultat n'en sera que
plus méritoire. Le niveau des intelligences
s'élève chaque jour, et il ne faut pas craindre
de donner aux esprits une nourriture plus
forte.

Tout ce qui est artificiel finit par être nui-
sible.

La vérité déguisée est un danger. On a
remplacé la *légende* par l'*histoire*. On doit
s'efforcer de remplacer le *roman scientifique*
par la *science*.

Dans les limites que nous nous sommes tracées, nous essaierons de mettre en pratique les vues générales que nous venons de développer.

CONSIDÉRATIONS GÉNÉRALES.

De toutes les maladies qui affligent l'espèce humaine, ce sont certainement les maladies des voies génito-urinaires qui retentissent le plus rapidement et le plus profondément sur tous les autres appareils de l'économie.

On sait, depuis longtemps, que nos fonctions organiques sont toutes soumises à l'influence nerveuse et que cette influence s'exerce d'une manière toute particulière dans les organes de la génération et leurs annexes : aussi, au moindre ébranlement qu'éprouvent ces organes, la santé générale est-elle troublée, et les phénomènes les plus variés peuvent-ils apparaître sur plusieurs points de l'économie.

Ce sont ces maladies qui déterminent le plus sûrement l'affaiblissement nerveux ; par suite, elles empêchent la nutrition et l'assimilation d'avoir lieu, et des troubles plus ou moins graves des fonctions intellectuelles en sont habituellement la suite.

Ces maladies passant promptement à l'état chronique, et étant le plus souvent douloureuses, méritent, à plusieurs points de vue, de fixer l'attention des médecins, et ceci rend bien compte de la quantité innombrable de *traités*, de *mémoires* et de travaux de tous genres consacrés à leur étude.

Comme beaucoup d'autres, nous avons voulu essayer quelques recherches sur cette partie *spéciale* de la pathologie. Nous venons donc résumer en quelques pages les préceptes basés sur la plus saine expérience des maîtres qui ont écrit sur cette partie de l'art de guérir, en même temps que réunir les observations que notre pratique *spéciale* nous a permis d'acquérir.

En passant, disons quelques mots de ce que l'on entend par *spécialité* en médecine.

Les *spécialités* en médecine ont existé de tout temps, et si quelques personnes affectent encore de traiter avec un certain dédain les praticiens qui s'appliquent à l'étude de telle ou telle partie de la médecine, c'est que ces personnes oublient, sans doute, les immenses progrès que la science fait chaque jour; elles oublient que l'homme consciencieux est forcé de reconnaître que l'intelligence a des bornes, et qu'il est matériellement impossible de connaître d'une manière précise tout ce que les générations précédentes et présentes accumulent de découvertes dans les diverses branches de l'art de guérir.

Cette incapacité, qui ressort de notre nature même, nous indique que nous devons limiter le cercle de nos connaissances, si nous voulons les asseoir sur des bases solides, et qu'il n'y a pas d'autre voie pour arriver à connaître les moyens utiles à chaque cas spécial que de restreindre le champ de ses investigations.

Un de nos plus habiles chirurgiens contemporains avait exprimé éloquemment cette vérité lorsqu'il écrivait : « Nul esprit n'est capable de rassembler à lui seul tous les matériaux qui doivent constituer la science du médecin ou du chirurgien, et l'expérience démontre que celui qui veut les puiser à d'autres sources que l'étude des faits de sa pratique, tombe dans d'inextricables difficultés.

« D'un côté, impossibilité absolue de colliger assez de faits propres pour édifier complétement la science, et de l'autre, impossibilité d'éviter des méprises, en ayant recours aux observations recueillies par les prédécesseurs.

« Le génie le plus vaste ne peut donc, dans l'état actuel des choses, qu'entreprendre une œuvre incomplète ou remplie d'erreurs. C'est une vérité généralement sentie.

« En médecine, comme dans les autres sciences dont l'étendue ne permet pas à un seul homme d'en cultiver toutes les parties avec la même assiduité, la *spécialité*, bien entendue, suppose que celui qui s'y livre, après les études préliminaires indispensables, fait converger vers un seul point les connaissances qu'il a acquises dans les diverses branches de son art, compare les faits généraux de la science avec les faits particuliers qu'il observe, et arrive ainsi à pouvoir approfondir toutes les questions qu'embrasse le sujet dont il a fait choix. Elle suppose que, renversant ensuite, pour ainsi dire, son plan, il applique aux autres parties de l'art de guérir les vérités qu'il a trouvées.

« Il est vrai que ceux qui s'adonnent, comme je l'ai fait, à étudier profondément les affections spéciales d'un système d'organes, en y faisant concourir toutes les connais-

sances acquises, s'exposent à être mal ap-
préciés, non par le public, qui suppose généralement que l'on connaît d'autant mieux une
chose qu'on s'en est le plus occupé, mais
par le préjugé professionnel qui, résistant
au mouvement de subdivision que l'extension de toute science amène, préfère encore
l'apparence d'une généralité idéale à la
supériorité réelle que peut donner un travail persévérant, longtemps continué sur le
même sujet.... »

On peut se demander aussi avec un certain étonnement pourquoi les mêmes personnes qui tonnent contre la *spécialité* en
médecine ne veulent, à aucune condition,
que l'on initie les personnes étrangères à
l'art de guérir, à une des sciences qu'ils ont
le plus d'intérêt à connaître, puisque d'elle
dépendent la santé ou la maladie, la vie ou
la mort.

Pourtant, on peut dire que, de ce côté
aussi, un grand pas a été fait, et, dans le

journal *l'Union médicale* du 23 mars 1861,
nous trouvons les lignes suivantes, écrites par
le docteur Al. Beaudoin à propos d'un de
nos ouvrages :

« Nous nous sommes souvent demandé
pourquoi certains médecins se refusent
constamment à donner aux gens du monde
les moindres renseignements sur l'art médical, s'opposent, autant qu'il est en leur
pouvoir, à ce qu'ils comprennent rien aux
sciences anatomiques et physiologiques et
s'imaginent que tout serait perdu si le
profane vulgaire pouvait jeter le plus léger
coup d'œil dans le *sanctum sanctorum*. Nous
ne sommes plus au temps où la science avait
besoin de tant de mystères, parce qu'elle ne
reposait encore sur aucune base sérieuse.
L'alchimie avait ses arcanes, parce qu'elle
n'avait pas de connaissances réelles ; la chimie moderne, constituée comme elle l'est
aujourd'hui, procède au grand jour, et tout
le monde, même ceux qui ne la savent pas,

2

reconnaissent son influence et son importance, par cela seul que chacun, s'il en a le
moindre désir, sait comment et où il pourra
l'apprendre. De même, cessez de faire de
l'anatomie, de la physiologie, de la thérapeutique, des sciences mystérieuses; montréz
au public les études pénibles et laborieuses
par lesquelles il faut passer pour arriver à
être un médecin instruit, et vous cesserez
bientôt de voir discourir dans les salons ces
esprits forts qui se vantent de ne pas croire à
la médecine, qui nient son pouvoir et ont
plus de confiance aux rebouteurs, aux charlatans et aux commères, qu'aux professeurs
de nos écoles et aux praticiens de nos hôpi-
taux.

« L'habile médecin dont nous avons le petit
manuel sous les yeux est un partisan dé-
claré de la vulgarisation de la science médicale. Il ne veut pas qu'on mette la lumière
sous le boisseau. Il convie les gens du monde
à prendre leur part de l'instruction médi=

cale, et il est convaincu que celui-là aura
plus de confiance dans la médecine qui pos-
sédera une teinture, fût-elle fort superficielle, de l'organisation humaine, qui aura
une idée des désordres que la maladie
peut causer dans l'économie, et des ressources que possède la médecine pour
guérir quelquefois, pour soulager souvent
les souffrances auxquelles est exposée la
machine humaine. Et, dans cette instruction sommaire qu'il veut que l'on donne au
vulgaire, il trouve encore un avantage, c'est
que le malade interrogé par le médecin
pourra lui fournir plus facilement les renseignements dont il aura besoin pour être
édifié sur la nature, la marche de la lésion
qu'il va être appelé à soigner. »

Un de nos plus spirituels écrivains, l'auteur de la *Charité*, donne ainsi son opinion,
que l'on peut considérer comme l'expression
générale de celle de beaucoup de gens du
monde : « Dans la vie physique, qui est la

première condition de tout, nul n'a suivi des cours spéciaux, ne connaît les plus simples éléments constitutifs ou perturbateurs de son être ! Nous savons les noms de nos principaux organes ; mais leurs rapports entre eux, leur harmonie, les causes continuelles de leur altération, qui s'en doute, s'il n'a été de parti pris poussé vers cette étude ?

« N'est il pas étrange, absurde, imprudent à l'homme, qui passe sa vie à étudier les caractères, les mœurs, les esprits, les abstractions, de ne rien savoir *de son propre corps ?* Ne vous semble-t-il pas humiliant, à la première atteinte qui annonce une perturbation quelconque sur un point de la machine, d'en ignorer les ressorts, et d'être, sur-lé-champ, obligé d'appeler le médecin, le chirurgien, auquel on ne sait pas même expliquer le mal qu'on éprouve, faute de connaître les mots, les nomenclatures, et d'être ainsi dans l'impossibilité de fournir à l'homme de science les indications suffisantes pour vous secourir ?

« Cette ignorance de *soi-même*, physique, anatomique, est, selon nous, déplorable autant que ridicule. Savoir par quel poison Néron fit périr son frère Britannicus...... et ignorer pourquoi, un beau matin, on ne peut se lever de son lit !—Savoir quelles instructions Albuquerque reçut du roi de Castille en partant pour les Indes..... et ignorer pourquoi votre femme s'évanouit à table ou au coin du feu ! — Savoir que Leibnitz trouva la théorie du mouvement concret dans une promenade avec l'électeur de Mayence...... et ne pas reconnaître les premiers symptômes du croup qui saisit votre enfant et ne laisse que le temps d'appeler au plus vite le médecin......; c'est plus que stupide, c'est honteux !

« Nous croyons donc que quelques notions d'anatomie, une connaissance, même sommaire, du corps humain, de ses organes, des plus grands dangers à redouter par leur perturbation, ce qu'il faut enfin de science élémentaire pour se donner ou donner autour de soi les premiers soins en cas de blessures ou de maladie, seraient plus nécessaires à la généralité que ces notions agricoles qui ne serviront qu'à l'exception ; car tout le monde ne peut pas être paysan et tout le monde a son corps à défendre. »

C'est dans ces idées, que nous avons fait une étude spéciale des affections des *voies génito-urinaires*. Cette esquisse rapide donnera une idée suffisante de ces organes, des causes et des symptômes des perturbations qu'ils peuvent éprouver, et des moyens de traitement qui peuvent réussir dans les cas les moins graves; elle pourra, nous l'espérons du moins, mettre les malades en garde contre une sécurité quelquefois bien funeste, mais surtout aussi les débarrasser de craintes puériles et dangereuses qui n'ont souvent aucune raison d'être, et qui, dans quelques cas, empoisonnent leur existence.

Nous commencerons cette étude par une description abrégée de l'anatomie et de la physiologie des organes génito-urinaires.

VOIES GÉNITO-URINAIRES

LEURS MALADIES, LEURS TRAITEMENTS.

PREMIÈRE PARTIE.

ANATOMIE DE L'APPAREIL GÉNITAL DE L'HOMME.

Les organes génitaux de l'homme sont composés : 1° d'un appareil destiné à la sécrétion du sperme, les *testicules ;* 2° d'un appareil excréteur, composé de canaux de transport, les *canaux déférents ;* 3° de deux réservoirs, les *vésicules séminales ;* 4° de canaux d'excrétion définitive, les *canaux éjaculateurs* et le *canal de l'urèthre.*

Cet appareil a encore sous sa dépendance les *glandes de Cowper,* la *glande prostate,* et un appareil d'érection, la *verge.*

1° APPAREIL TESTICULAIRE.

Les testicules sont deux organes de structure glandulaire, situés dans une poche à deux cavités placée entre les cuisses, en avant du *périnée*.

ENVELOPPES DES TESTICULES.

Plusieurs tuniques superposées forment cette enveloppe.

Il y a d'abord extérieurement : 1° la peau qui, dans cette région, porte le nom de *scrotum;* plus profondément se trouvent : 2° le *dartos*, 3° la *tunique musculaire* ou *crémaster*, 4° la *tunique fibreuse*, 5° la *tunique séreuse* ou *tunique vaginale*.

Ces quatre dernières tuniques sont doubles ; il en existe une pour chaque testicule ; le testicule a encore une sixième enveloppe, la *tunique albuginée*, qui forme la coque de l'organe et dont la surface interne est en contact immédiat avec son tissu propre.

Ces diverses enveloppes sont en outre pourvues de nerfs, d'artères, de veines et de vaisseaux lymphatiques.

Scrotum. Le scrotum est l'enveloppe la plus externe des bourses ; la peau qui la constitue est brune, parsemée de poils, peu adhérente, d'une extensibilité très-grande. Elle présente un grand nombre de plis et elle est partagée sur sa partie médiane par une ligne saillante qui porte le nom de *raphé*.

Dartos. Le dartos est la deuxième enveloppe du testicule ; il y en a un pour chaque organe.

C'est une membrane formée d'un tissu filamenteux jaune, rougeâtre, auquel on a donné le nom de *tissu dartoïque*. Cette membrane enveloppe non-seulement les testicules, mais elle se prolonge encore en avant sous la peau de la verge, et en arrière jusqu'au *sphincter de l'anus*. C'est à cette membrane que sont dus les mouvements du scrotum qui se font remarquer sous l'influence du froid et d'excitations diverses, mouvements que l'on appelle *vermiculaires*.

Entre les testicules les deux *dartos* s'adossent par leur face externe et forment ce que l'on appelle la *cloison des dartos*.

Tunique musculaire ou crémaster. Cette tunique est formée par des faisceaux du muscle *grand oblique;* elle est très-développée chez les jeunes gens et s'atrophie chez le vieillard. Ces faisceaux musculaires tirent le testicule en haut et en dehors par un mouvement complétement indépendant de celui produit par le *dartos.*

Tunique fibreuse. Cette tunique n'est qu'un prolongement du *fascia transversalis,* qui se trouve entraîné dans le *scrotum* à l'époque où a lieu la descente du testicule, elle est mince, presque transparente.

Elle enveloppe complétement le testicule et les vaisseaux qui forment le *cordon spermatique.*

Tunique vaginale. C'est une membrane *séreuse* ou de glissement, analogue comme texture à toutes les membranes séreuses de l'économie; sa face interne est lubréfiée par une humeur particulière à ces membranes et à laquelle on a donné le nom de *sérosité.*

Lorsque par une cause *pathologique*, la sécrétion de cette sérosité a lieu en trop grande abondance dans la tunique vaginale, cette accumulation anormale de liquide prend le nom d'*hydrocèle*.

DES TESTICULES.

Ces deux glandes, auxquelles la nature a départi la fonction importante de la sécrétion du *sperme*, sont situées dans les diverses membranes examinées précédemment et dont l'ensemble constitue les bourses; avant la naissance, les testicules sont placés dans la *région lombaire*, puis, vers le huitième mois, dans la *fosse iliaque* qui leur correspond; souvent, à l'époque de la naissance, on ne les trouve pas encore descendus dans les bourses.

Le testicule gauche est presque toujours situé plus bas que le droit; il est aussi plus volumineux chez beaucoup de personnes. Très-peu développés jusqu'à la puberté, les testicules prennent à cette époque un accroissement considérable; leur longueur chez l'adulte est à peu près de 6 centimètres; leur largeur de 3 cent. et leur hauteur de 2.

Le testicule a la forme d'un œuf aplati; il

3

est très-consistant chez l'adulte et son tissu,
composé de lamelles celluleuses, forme un certain nombre de loges incomplètes, qui renferment la substance propre de la glande.

Cette substance est constituée par les *canaux
séminifères*, petits tubes cylindriques, du diamètre d'un cheveu fin, décrivant plusieurs cir-
convolutions dont chacune forme un lobule ;
ces canaux séminifères sont facilement sé-
parables les uns des autres, reliés qu'ils
sont entre eux, ou plutôt accolés par un
tissu cellulaire très-fin et très-lâche. Ces lobu-
les sont au nombre de trois ou quatre cents ;
les conduits séminifères qui les constituent se
replient sur eux-mêmes, s'enroulent, s'abou-
chent entre eux. On a calculé que le testicule
était formé d'environ *deux mille mètres* de ces
conduits.

DE L'ÉPIDIDYME.

On donne ce nom à un organe que l'on
pourrait appeler l'appendice du testicule. Situé
sur son bord supérieur, il est formé de la réunion en dix ou douze conduits des *canaux*

droits qui forment d'abord un réseau, connu depuis Haller sous le nom de *rete vasculosum*.

Le *rete vasculosum*, après avoir perforé la *tunique albuginée* (première enveloppe du testicule), constitue les *canaux efférents* qui, après s'être contournés sur eux-mêmes, forment ce que l'on a appelé l'*épididyme* ; celle-ci se trouve quelquefois placée en avant du testicule, mais elle est presque toujours située en arrière et en bas de cet organe.

DU CORDON SPERMATIQUE.

Le *cordon spermatique*, formé par le canal excréteur du testicule et par les artères, veines et nerfs *spermatiques*, est recouvert par le *crémaster* et la *tunique fibreuse* ; il traverse le *canal inguinal*, et, en sortant de l'*anneau* de ce canal, il se dirige verticalement pour atteindre le testicule où il se termine.

Les veines en grand nombre de cette région forment un réseau auquel on a donné le nom de *plexus pampiniforme*.

2° DU CANAL DÉFÉRENT.

Ce canal est la continuation de l'*épididyme*

et les anatomistes lui donnent ce nom au moment où ce que l'on a appelé la *queue de l'épididyme* a cessé d'être adhérente au *testicule*.

Comme l'épididyme dont il n'est que la continuation, ce canal décrit de nombreuses flexuosités dans sa première portion, et a une longueur de 12 à 15 centimètres avant de se réunir aux nerfs et aux artères; après cette réunion il forme un des éléments du *cordon spermatique*.

A l'orifice interne du *canal inguinal*, il abandonne les vaisseaux spermatiques, et après être descendu verticalement dans le bassin et avoir contourné la vessie, il se rapproche de son congénère du côté opposé, s'y accole, et après s'être réuni avec le conduit de la vésicule séminale, forme le *canal éjaculateur* correspondant. Ce canal est facilement reconnaissable au toucher; les parois en sont dures, épaisses; son calibre est très-petit.

3° DES VÉSICULES SÉMINALES.

On donne ce nom à deux petits réservoirs de structure membraneuse destinés à emmagasiner le *sperme*, qui leur est amené des testicules par les canaux déférents. Chaque vésicule est formée par un canal large, replié sur lui-même et qui se termine en cul-de-sac. Ce canal déplié mesure environ 9 à 16 centimètres; il fournit plusieurs branches, terminées elles-mêmes comme le canal qui leur donne naissance.

Les *vésicules séminales* sont situées à la partie inférieure et postérieure de la vessie; leur extrémité inférieure est en rapport direct avec la glande *prostate*.

4° DU CANAL ÉJACULATEUR.

Ce canal est constitué par l'extrémité inférieure de la vésicule séminale et du canal déférent réunis. C'est un conduit extrêmement étroit; il traverse la prostate et vient s'ouvrir dans la *portion prostatique* du canal de l'urèthre.

5° DE LA PROSTATE.

Cette glande, située à la partie inférieure du col vésical, embrasse entièrement ce col ainsi que la première partie de l'urèthre; elle est abondamment pourvue de filets nerveux; cette glande sécrète un liquide blanc analogue au sperme, mais moins visqueux. Ce liquide est destiné à *diluer* la matière sécrétée par les testicules et n'est doué d'aucune puissance fécondante.

Cette glande augmente de volume chez le vieillard, et, dans certains cas, acquiert des dimensions énormes; elle est quelquefois le siége de *dégénérescences* de diverses natures.

DE LA VERGE.

La verge ou *pénis* est l'organe de la copulation chez l'homme.

Elle est constituée par les *corps caverneux*, le *canal de l'urèthre*, des *vaisseaux*, des *nerfs*, des *muscles;* ces diverses parties de l'organe sont enveloppées par la peau ou *fourreau* de la verge.

Dans le mécanisme de l'érection, ce sont les deux corps caverneux qui jouent le rôle principal, leur structure anatomique leur permettant de recevoir et surtout de retenir et de soustraire pendant le temps que dure l'érection, une grande quantité de sang de la circulation générale.

Les corps caverneux forment la plus grande partie de la verge : distincts d'abord à leur origine, ils se réunissent bientôt au canal de l'urèthre en lui formant une *gouttière* à leur partie inférieure.

En avant ils se réunissent à la *portion spongieuse* de l'urèthre pour former le *gland;* en s'adossant ils forment également à leur partie supérieure un *sillon* destiné à loger les *vaisseaux* et les *nerfs dorsaux* de la verge.

A l'extrémité *antérieure* de l'organe , la peau ne lui est plus adhérente ; elle se réfléchit d'avant en arrière, s'adosse à elle-même, prend les caractères d'une *membrane muqueuse*, et, arrivée à la *couronne du gland*, après s'être réfléchie une seconde fois, forme cette gaîne à laquelle l'on a donné le nom de *prépuce.*

L'extrémité du prépuce s'accole à la face uréthrale de la verge par un repli muqueux que l'on nomme *frein* ou *filet du prépuce.*

La longueur du prépuce est très-variable ;

son orifice est, chez quelques personnes, assez étroit pour que ce repli cutané ne puisse être porté en arrière; il arrive quelquefois alors que, pendant les efforts pour accomplir l'*acte sexuel,* le prépuce, entraîné en arrière du gland, ne peut revenir à sa place et forme au-dessus de celui-ci un *étranglement* dont la *réduction* n'est pas toujours possible. Dans ce cas, ainsi que nous le dirons en traitant du *phimosis* ou de la *circoncision*, une de ces deux opérations rend seule possible le rapprochement sexuel.

DESCRIPTION DE L'APPAREIL URINAIRE.

L'appareil qui préside à la sécrétion et à l'excrétion des urines se compose des *reins* auxquels s'ajoutent les *capsules surrénales*, des *uretères*, de la *vessie* et de l'*urèthre ;* ces divers organes sont tapissés intérieurement par une membrane muqueuse ; les reins ont un parenchyme particulier.

1° DES CAPSULES SURRÉNALES.

Appliqués sur l'extrémité supérieure des reins, ces organes sont des *glandes à vésicules closes ;* elles sont parcourues par une grande quantité de sang et semblent avoir pour but de lui faire subir une transformation sur laquelle les physiologistes ne sont pas complétement d'accord; pour la majorité des expérimentateurs, ces glandes serviraient'à séparer du sang une *matière pigmentaire.* Addison, en 1855, a publié des faits relatifs à une maladie qui serait due à l'altération des *capsules surrénales* et à laquelle il a donné le nom de *maladie bronzée.*

Quoi qu'il en soit, la science n'a pas encore dit son dernier mot sur cette question fort difficile à résoudre.

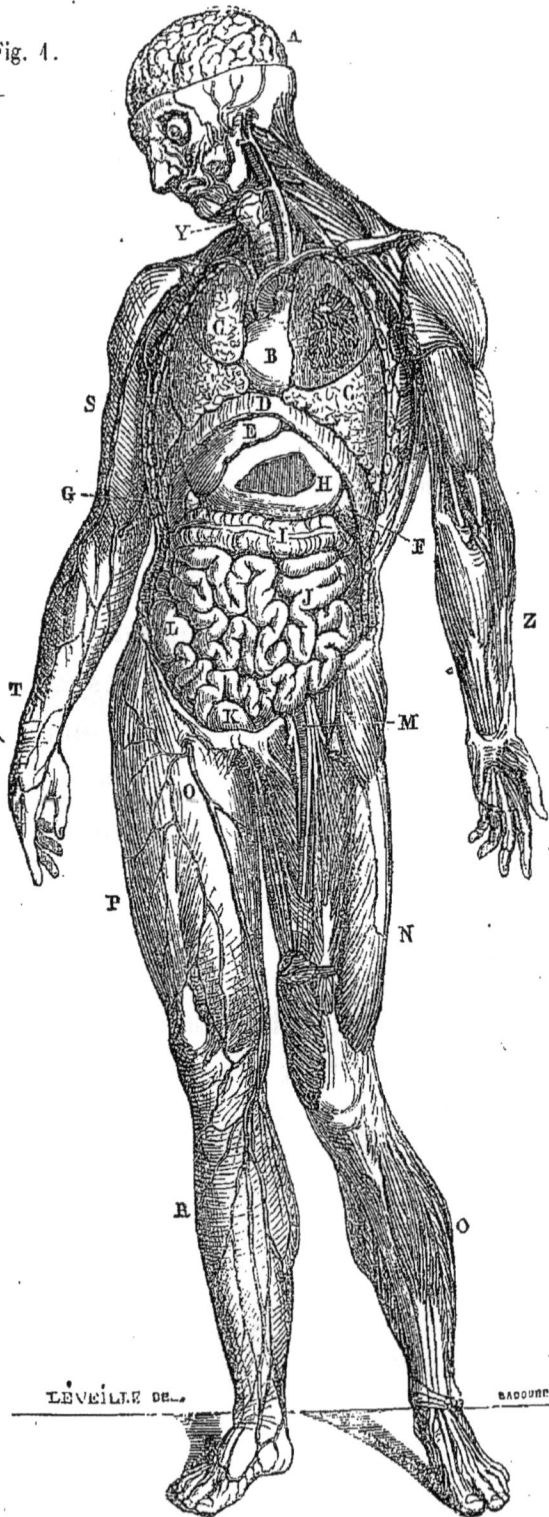

Fig. 1.

LÉVEILLE DE.

BADOUREAU.

FIGURE 1.

**Représentant les organes principaux qui composent
le corps de l'homme.**

A. Cerveau.

C C. Poumons.

B. Cœur.

D. Diaphragme.

E. Foie.

H. Estomac.

F. Rate.

Z. Muscles de l'avant-bras.

K. Vessie.

M. Artère curale.

N. Muscles de la cuisse.

Q. Saphène interne.

L. Cœcum.

J. Intestin grêle.

O. Muscles de la jambe.

I. Colon transverse.

Y. Larynx.

S. Veines superficielles du bras.

G. Vésicule biliaire.

T. Veines superficielles de l'avant-bras.

P. Veines superficielles de la cuisse.

R. Veines superficielles de la jambe.

48

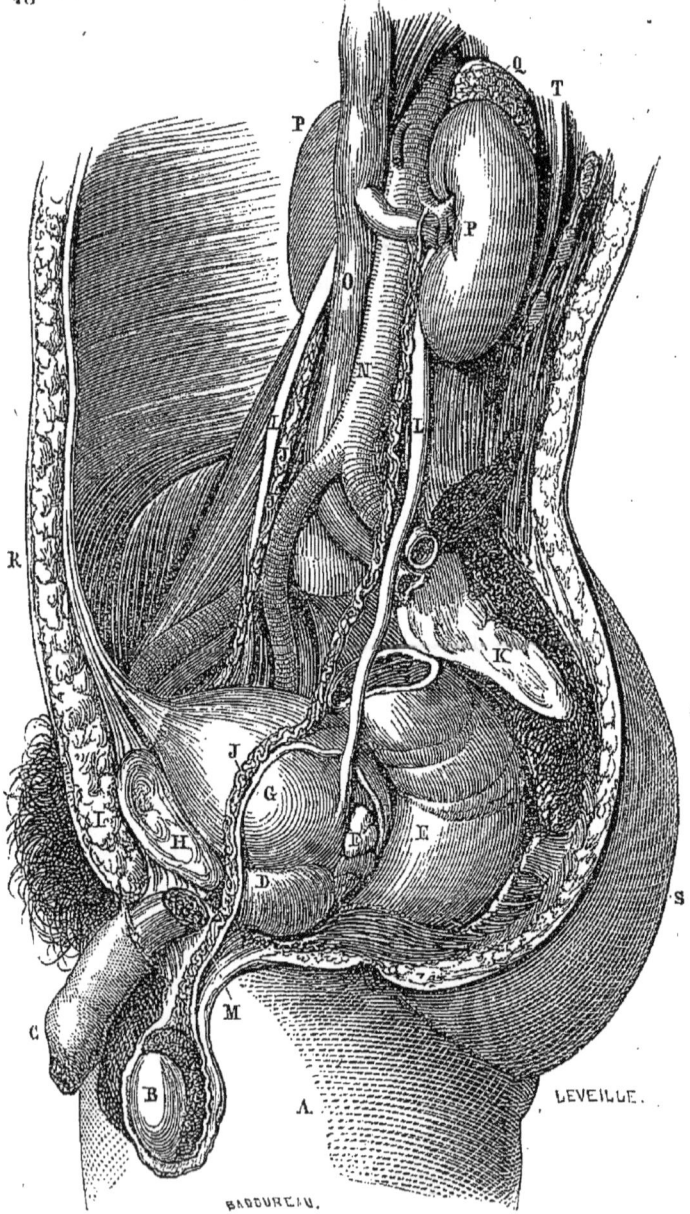

BAUDUREAU.

LEVEILLE.

FIGURE 2.

**Coupe médiane de l'appareil génito-urinaire,
permettant de voir les divers organes
et leurs rapports.**

Q. Capsules surrénales.

P.P. Les reins.

L.L. Les uretères.

G. La vessie.

F. Les vésicules séminales.

D. La prostate.

C. La verge.

B. Le testicule.

M. Corps caverneux de la verge.

E. Rectum (*partie inférieure du gros intestin*).

K. Surface articulaire de l'os iliaque.

J. Artères, veines, nerfs spermatiques formant le cordon.

R. Paroi abdominale.

H. Os pubis.

N. Artère aorte.

O. Veine cave inférieure.

A. Face interne de la cuisse droite.

2° DU REIN.

Le *rein* ou les *reins*, puisque ces organes sont pairs, sont des glandes situées de chaque côté de la colonne vertébrale, au niveau de la région lombaire. Dans des cas rares, il n'existe qu'un seul rein à cheval sur la colonne vertébrale. Les reins ont généralement une longueur de 9 à 11 centimètres, une largeur de 5 à 6 ; ils ont la forme d'un haricot.

Ils sont constitués essentiellement par un tissu parenchymateux, formé de deux substances, l'une *extérieure*, appelée *corticale*, l'autre *intérieure*, nommée *tubuleuse* et renfermant des *tubes urinifères* et des *corpuscules* découverts en 1664 par Malpighi, célèbre anatomiste italien, qui leur a donné son nom.

Ces glandes se distinguent par le volume de leurs vaisseaux sanguins et la quantité de sang qui les traverse dans un espace de temps très-court ; nous donnons ci-contre une planche représentant un fragment de la *substance corticale* du rein, les *tubes urinifères* qui y font suite, les *vaisseaux* et les *filets nerveux du grand sympathique.*

L'abondance du sang que le rein reçoit, l'enveloppement de chacun des corpuscules du rein par un réseau vasculaire, sont des conditions qui favorisent la rapidité de la sécrétion de l'urine, qui s'élève en moyenne à 1 kilog. ou 1 kilog. et demi dans les vingt-quatre heures.

Voici le mécanisme de cette secrétion : l'urine s'accumule dans les tubes urinifères de la substance corticale et arrive par ceux de la substance tubuleuse, dans les *calices* et dans le *bassinet*, pour ensuite traverser les *uretères,* et s'accumuler dans la *vessie.*

La sécrétion de l'urine est *continue;* la station verticale ou assise la favorise.

3° DES URETÈRES.

Les uretères sont de longs conduits, de structure membraneuse, qui s'étendent du *bassinet* au bas-fond de la vessie. Leur face interne est tapissée par une membrane muqueuse qui fait suite à celle du bassinet et est continuée par celle de la vessie.

Il n'y a qu'un *uretère* pour chaque rein. Son calibre est variable ; en général, il a le volume d'une plume à écrire, mais il peut se distendre d'une manière considérable s'il survient un obstacle au libre cours de l'urine.

4° DE LA VESSIE.

La vessie est une cavité musculo-membraneuse, située dans le petit bassin ; elle sert de réservoir à l'urine. Les femmes, qui ont contracté l'habitude de conserver longtemps leurs urines, ont ce viscère très-grand.

On appelle *col de la vessie* le point où commence le canal de l'urètre. Ce *sphincter* ne cède le passage à l'urine que lorsque la volonté intervient et qu'elle sollicite la contraction des parois musculaires de l'abdomen et de la vessie, ou lorsque la distension du viscère est arrivée à une limite extrême. La vessie est en rapport *chez l'homme* avec les *vésicules* séminales, les *canaux déférents*, le rectum, etc.

Chez *la femme*, le bas-fond de la vessie est en rapport avec le *vagin* et la partie inférieure

du *col de l'utérus (matrice)* ; ces rapports
sont les seuls qui nous intéressent au point de
vue des affections qui font l'objet de cette
étude.

La vessie est revêtue à sa surface intérieure
d'une membrane muqueuse ; on remarque à
cette surface des saillies qui peuvent s'effacer
par la distension de l'organe ; dans quelques
cas, les saillies sont permanentes et produites
par des faisceaux de la membrane musculaire ;
l'on a donné le nom de *vessies à colonnes* à celles
qui présentent cette structure particulière ;
quelquefois la *membrane muqueuse* s'enfonce
dans les espaces aréolaires compris entre ces
colonnes, et cette variété anatomique prend
le nom de *vessie à cellules*.

Nous verrons plus loin, en étudiant la *gravelle*
et les *calculs urinaires*, l'importance extrême et
la gravité que cette conformation anatomique
peut donner à ces maladies.

DU CANAL DE L'URÈTHRE.

Ce canal, destiné à l'excrétion du sperme et
à celle de l'urine, naît du col de la vessie ; sa

longueur est de 20 à 27 centimètres selon les sujets ; on le divise anatomiquement en trois portions : une *portion prostatique*, une *portion membraneuse* et une *portion spongieuse*. En avant, la portion spongieuse se renfle et forme le *gland*, au sommet duquel s'ouvre le méat urinaire, haut de 6 à 8 millimètres.

Sur la paroi inférieure de la *portion prostatique* il existe une saillie appelée *crête urétrhale* (*veru-montanum*), de chaque côté de laquelle s'ouvrent les conduits de la glande prostate et les *canaux éjaculateurs*.

Le canal de l'urèthre est tapissé par une membrane muqueuse pâle, qui est la continuation de celle de la vessie et des vésicules séminales.

FIGURE 3.

Représentant la coupe de l'appareil génito-urinaire
(coupe verticale médiane).

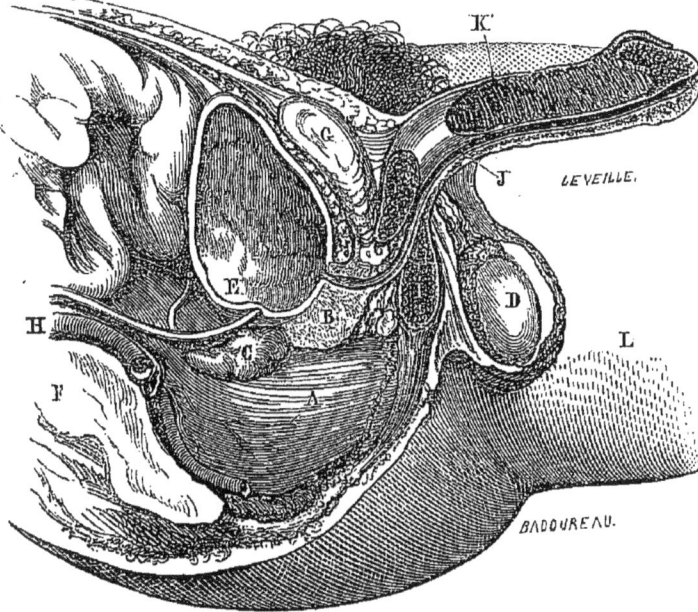

LEVEILLE.

BADOUREAU.

D. Testicule gauche.
E. Intérieur de la vessie.
C. Vésicule séminale et canal déférent.
B. Prostate.
J. Canal de l'urèthre.
K. Verge.
L. Cuisse gauche.
1. Bulbe.
G. Os pubis.
F. Surface articulaire de l'os sacrum.
H. Artères et veines iliaques.

FIGURE 4.

Représentant la coupe verticale du rein de l'homme.

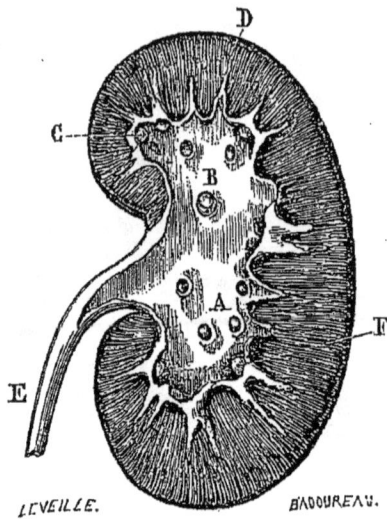

LEVEILLE.   BADOUREAU.

AB. Bassinet.

C. Mamelon.

D. Substance corticale.

E. Uretères (*partie supérieure*).

F. Calice.

FIGURE 5.

**Représentant la substance tubuleuse du rein de l'homme
vue au microscope.**

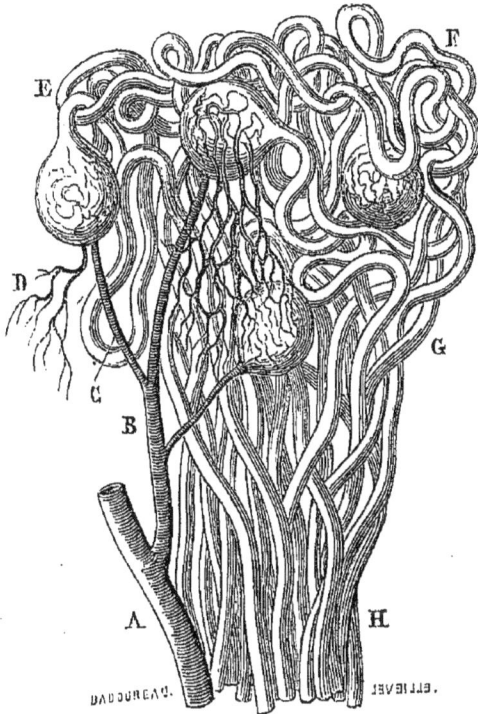

E. Cul de sac formé par la terminaison des tubes uriniferes.

G. F. Faisceaux de fibres lamelleuses.

C. D. A. Vaisseaux sanguins sur lesquels existent des
tubes nerveux sympathiques.

DEUXIÈME PARTIE.

MALADIES DE L'APPAREIL URINAIRE.

DE LA NÉPHRITE.

CAUSES DE LA NÉPHRITE.

La néphrite ou inflammation du rein peut résulter de causes nombreuses et variées.

Les plaies, les contusions un peu fortes peuvent la provoquer ; alors elle prend le nom de *néphrite traumatique*. On l'observe rarement.

Les causes les plus fréquentes sont la *rétention d'urine* et la présence de *calculs* dans ce que l'on appelle le *bassinet* et ses divisions ; lorsque l'urine ne peut s'écouler dans son réservoir ordinaire, il survient dans le rein une distension plus ou moins considérable qui amène cette inflammation ; les calculs urinaires la produisent aussi par l'irritation que leur surface rugueuse cause aux parois avec lesquelles ils sont en contact.

L'inflammation d'une des parties de l'appareil *génito-urinaire* peut s'étendre jusqu'au rein et causer une néphrite par *extension*. Ainsi, la *blennorrhagie*, la *cystite* en sont fréquemment le point de départ.

Cette affection peut se développer par l'impression du *froid subit,* un écart de régime ; plusieurs préparations de cantharides la produisent ; dans quelques cas très-rares, la maladie a paru avoir pour cause la présence de certains parasites animés, comme le *strongle géant*, les *hydatides*. La néphrite se montre souvent chez les goutteux.

Cette affection est plus fréquente chez les vieillards que chez les adultes, chez les hommes que chez les femmes ; l'hérédité paraît favoriser la production de cette maladie.

On a divisé l'inflammation du rein en *néphrite simple,* aigüe ou chronique, et en *néphrite calculeuse.*

DE LA NÉPHRITE SIMPLE AIGUË.

La néphrite aiguë débute par un frisson plus ou moins intense, suivi de chaleur, de sueur, d'agitation ; une douleur quelquefois très-vive, ou bien sourde, profonde, que la moindre pression exaspère, se fait sentir dans la région lombaire en s'irradiant fréquemment du côté de la vessie, à l'aine, aux testicules.

L'urine est rendue goutte à goutte, et elle cause à son passage une vive douleur, elle est beaucoup plus rouge qu'à l'état normal; parfois elle est mêlée de sang.

Quelquefois il se joint à ses premiers symptômes des vomissements, des renvois, un mal de tête très-intense, et la fièvre, beaucoup plus forte, prend le caractère intermittent.

Si un traitement énergique est employé dès le début, la maladie peut ne durer que 6 à 8 jours; alors la transpiration et l'urine de=

viennent plus abondantes, la fièvre et la douleur disparaissent.

Quelquefois cette affection prend un caractère plus aigu , les symptômes augmentent d'intensité , la douleur devient gravitative, l'urine se trouble de plus en plus, et on ne tarde pas à y constater la présence du pus ; la suppuration s'est établie dans l'organe enflammé.

Quelquefois cette suppuration passe à *l'état chronique* et se prolonge d'une manière indéfinie ; ou bien, il survient des accidents graves avec complications du côté du cerveau, des crampes d'estomac, des mouvements convulsifs, qui laissent peu d'espoir de guérison.

SYMPTOMES DE LA NÉPHRITE CHRONIQUE.

Au début de cette affection, les symptômes généraux et locaux sont presque nuls, la douleur existe à peine , mais l'urine perd son acidité, devient alcaline et dépose une assez grande quantité des *phosphate de chaux* et *ammoniaco-magnésiens* ; la maladie peut rester ainsi stationnaire pendant assez longtemps, et la guérison avoir lieu sous l'influençe d'un traitement rationnel.

TRAITEMENT DE LA NÉPHRITE SIMPLE.

L'inflammation aiguë du rein est d'un traitement assez facile au début : la *saignée* plus ou moins copieuse, selon l'âge et la force du malade, les *sangsues* aux lombes, à l'anus, des *bains tièdes* prolongés, les *lavements émollients*, les *boissons mucilagineuses*, l'eau de gomme, d'orge, de racine de guimauve, la diète, constituent le traitement qui réussit le mieux ; lorsque la maladie a une tendance à passer à l'état chronique, on donne au malade une *alimentation très-légère*, *l'eau de Spa;* on entretient et on excite les fonctions de la peau par des *frictions chaudes* avec de la flanelle, etc.

Si la *néphrite* a sa cause dans un *rétrécissement du canal de l'urèthre*, un gonflement de la *glande prostate* ou une affection quelconque de l'appareil génito-urinaire, il est indispensable d'instituer le traitement de ces affections, afin de supprimer cette cause de l'inflammation du rein.

Quelquefois, nous donnons avec succès des pilules de térébenthine cuite, la tisane de *pareira brava*, d'*uva-ursi*, le *petit-lait*, l'*eau de Vichy*; dans quelques cas, on prescrit aussi un exercice modéré, et, si cela est possible, le séjour à la campagne.

DE LA NÉPHRITE CALCULEUSE.

La *néphrite calculeuse* est très-fréquente et elle existe assez souvent dans les deux reins à la fois ; cette affection est presque toujours précédée et accompagnée de *gravelle*, et elle débute d'emblée dans beaucoup de cas, surtout si un calcul immobile dans le rein jusqu'à un certain moment vient à changer de place ; il provoque alors immédiatement tous les symptômes de la *néphrite aiguë*.

Les attaques sont souvent très-vives, très-douloureuses, avec des rémissions et des exacerbations successives.

SYMPTOMES DE LA NÉPHRITE CALCULEUSE.

Le malade est ordinairement pris d'une douleur atroce à laquelle on a donné le nom de *colique néphrétique*. Cette douleur acquiert beaucoup de force et retentit dans l'aine, à la vessie, et jusqu'aux testicules, qui se rétrac-

4.

E.

tent et remontent vers l'anneau inguinal. Ces
douleurs s'accompagnent de crampes, de refroidissement ; l'urine est claire et s'écoule
goutte à goutte ; quelquefois elle est complètement supprimée; si le calcul a produit une éro-
sion des parois muqueuses du bassinet ou de
l'uretère, elle peut être teinte de sang.

Il y a aussi quelquefois des nausées, des vomissements; le ventre est tendu, douloureux;
il survient des syncopes qui peuvent avoir
une terminaison funeste.

Mais, le plus souvent, aussitôt que le calcul
a franchi l'*uretère*, ou qu'il s'est placé dans
une situation où il ne provoque plus de douleurs, le malade urine, le calme revient peu à
peu, et tous les symptômes disparaissent
jusqu'à ce qu'une nouvelle attaque les fasse
reparaître.

L'état d'irritation que les crises entretiennent dans le rein et la présence de ces calculs,
amènent fréquemment des *hématuries;* l'urine
perd sa limpidité et se mélange de matière
muco-purulente d'abord, puis bientôt de
pus véritable.

Dans les cas les plus heureux, le calcul, après avoir franchi le bassinet et l'uretère, arrive dans la vessie, d'où il est expulsé ou extrait.

Mais il existe rarement un seul calcul, et l'inflammation du rein, suspendue quelques jours, ne tarde pas à reprendre une gravité nouvelle qui peut se compliquer de désordres de plusieurs sortes et avoir une terminaison mortelle.

TRAITEMENT DE LA NÉPHRITE CALCULEUSE.

On saigne le malade aussitôt la nature de l'attaque reconnue; on pose des sangsues ou des ventouses scarifiées; on couvre le côté atteint de cataplasmes; on tiendra le malade dans un bain si cela est possible; on administrera plusieurs *lavements laudanisés*; et, si les symptômes augmentent d'intensité, on donnera quelques cuillerées de *sirop d'éther*; on fera des frictions sur le côté avec de l'*éther acétique*.

Si les douleurs diminuent, le malade devra se tenir immobile, afin d'éviter à nouveau de déplacer le calcul, et bientôt on pourra lui faire prendre l'eau de *Balaruc*, de *Contrexeville*, de *Vichy*; on donnera le *bicarbonate de soude*, la *magnésie* à l'intérieur; les tisanes usitées sont : le *chiendent* avec addition de *nitrate de potasse, (un gramme* par litre), l'infusion de *racine de fraisier*.

Un exercice modéré , un régime sévère, avoir le soin d'éviter le froid, telle est l'hygiène qui convient pour éviter la récidive.

Il existe encore une autre inflammation du rein, à laquelle on a donné le nom de *néphrite goutteuse*.

Cette forme ressemble beaucoup, par ses manifestions symptomatiques, à la néphrite aiguë simple. Mais l'urine contient une grande quantité d'*acide urique*.

Le traitement des accidents de cette forme de néphrite est le même que celui de la néphrite simple. Nous y renvoyons le lecteur.

On devra ajouter à ces moyens les révulsifs les plus propres à rappeler la goutte à l'extérieur.

DE LA GRAVELLE.

On donne le nom de *gravelle* « à des concrétions qui, formées dans le rein, peuvent sortir
par les conduits urinaires en déterminant ou
non les symptômes connus sous la dénomination de *colique néphrétique*. » Ce nom est aussi
communement appliqué à l'ensemble des
symptômes qui précèdent, accompagnent ou
suivent la présence de ces *graviers* dans les
urines.

Cette affection est très-fréquente et survient
sous l'influence de causes diverses, que nous
allons énumérer rapidement, en insistant seulement sur les principales.

CAUSES DE LA GRAVELLE.

La gravelle, surtout celle qui est caractérisée
par des graviers d'un certain volume, est beaucoup plus fréquente chez les adultes et les
vieillards que chez les enfants.

Ainsi que nous l'avons dit, page 49, en faisant connaître l'anatomie et la physiologie de l'appareil urinaire, les *reins* sont les organes sécréteurs de l'urine. Ces glandes peuvent être l'une ou l'autre le siége d'inflammations de diverses natures, et sous la dépendance de causes variées.

Nous avons étudié la composition de l'urine de l'homme à l'état de santé, et nous avons pu voir qu'un grand nombre d'éléments entrent dans sa composition.

Chez les individus affectés de gravelle, les principes qui constituent l'urine présentent des différences de nature, de proportion; on ne sait pas encore exactement à quelle anomalie de la nutrition ou à quelle modification de la sensibilité locale sont dus les changements dans les éléments du liquide excrété.

Quelques causes augmentent ou diminuent la quantité des sels qui entrent dans la composition de l'urine, ou font subir des changements de proportions à la partie aqueuse de ce liquide.

Ces mêmes causes peuvent développer des

conditions organiques, qui, en ralentissant le cours de l'excrétion de l'urine, et amenant un abaissement de température, favorisent la stagnation et, par suite, le dépôt d'une portion des sels qui existaient en dissolution.

L'activité générale diminue avec l'âge, le goût pour les boissons spiritueuses augmente, la nourriture est plus succulente, et si, à ces conditions, s'ajoute une profession ou des goûts sédentaires, on comprend que des matériaux qui devaient être brûlés ou excrétés par les sueurs, pourront se trouver précipités à l'état de dépôt dans l'urine et arriveront à former peu à peu des concrétions calculeuses. (*Voir composition de l'urine.*)

Dans les pays chauds, les affections calculeuses sont presque inconnues; les contrées humides et tempérées semblent avoir le privilège de développer ces maladies.

Certains aliments ont été accusés gratuitement de produire la gravelle; ainsi, il n'est pas rare d'entendre dire que le *sel marin*, les *poissons*, les *viandes salées* peuvent être la cause de cette affection.

Il en est de même de quelques eaux séléni-
teuses provenant de sources profondes, ayant
filtré à travers des terrains de nature calcaire,
et qui pourtant sembleraient, avec plus de raison, avoir une analogie avec la nature intime
de certains graviers ; mais on connaît diverses
contrées où les habitants n'ont pour leur usage
journalier que des eaux chargées de ces sels
calcaires, et où la gravelle est d'une extrême
rareté.

Du reste les progrès de la chimie ont ren-
versé bien des théories et détruit beaucoup de
croyances erronées sur ce point de physiologie comme sur beaucoup d'autres.

Un grand nombre d'observations semblent
prouver que la gravelle est héréditaire : pourtant des praticiens très-autorisés ne se pro-
noncent pas complétement sur ce point.

Certaines maladies des voies urinaires, comme le *rétrécissement*, l'*obstruction des uretères*,
en rendant l'écoulement de l'urine lent et difficile, peuvent favoriser le dépôt des concrétions.

Magendie avait dit, d'après ses expériences

physiologiques, qu'une alimentation composée presque exclusivement de viandes noires était la principale cause de la *gravelle rouge* (*gravelle urique*) ; plus récemment on a cru pouvoir affirmer que le régime fortement *azoté* n'était pas la cause exclusive de cette nature de gravelle, et on a attaché moins d'importance à ce régime.

Les aliments de nature végétale, ceux qui contiennent de *l'acide oxalique*, l'oseille par exemple, peuvent déterminer la formation de la *gravelle jaune*, composée *d'oxalate de chaux*.

L'usage du café et du thé prédisposerait, d'après des expériences de M. Donné, à la *gravelle urique.*

SYMPTOMES DE LA GRAVELLE.

Quelle que soit la nature des graviers, ils peuvent apparaître tout formés, au moment de l'émission de l'urine, ou ne se former que par suite du refroidissement de ce liquide, en présence de l'air extérieur.

Lorsque les graviers ne se montrent que par le fait de cet abaissement de température, *et en dehors* de l'économie, les malades jouissent d'une bonne santé en général, tandis que si ces graviers sortent, complétement élaborés, de l'appareil urinaire, les symptômes peuvent offrir dans beaucoup de cas une certaine gravité.

Quelques malades éprouvent d'abord une *gêne*, une *douleur sourde* dans la *région rénale*, l'urine est foncée en couleur et elle laisse déposer un *sédiment rougeâtre* en quantité variable.

D'autres éprouvent dans les reins un *fourmillement* ou une faiblesse douloureuse, variant d'intensité et dont l'exacerbation coïncide presque toujours avec l'expulsion d'une certaine quantité de sable, que le malade trouve le lendemain dans l'urine.

Plus tard les mêmes symptômes continuent en s'aggravant : il survient des douleurs plus vives qui se présentent dans quelques cas avec beaucoup de violence et auxquelles on a donné le nom *de colique néphrétique*.

Ces crises ont lieu alors que des graviers d'une certaine grosseur, formés dans les reins, veulent traverser l'un des *uretères* et que leur diamètre, plus gros que celui de ce conduit, en irrite les parois par leur surface rugueuse ; quelquefois le resserrement spasmodique du conduit *réno-vésical* suffit pour produire cet accident.

Si un gravier trop gros pour cheminer librement jusqu'à la vessie , s'engage dans la partie supérieure de *l'uretère* et s'y trouve arrêté, il peut donner lieu à plusieurs accès de *colique néphrétique,* à un pissement de sang (*hématurie*); il peut survenir une inflammation, la distension des reins par l'urine qui s'accumule derrière l'obstacle, etc.

Dans ces cas l'urine peut contenir du *sang*, du *pus*, du *mucus*, du *sable*, des *graviers*, etc., selon l'état d'inflammation de l'appareil sécréteur et excréteur de l'urine.

Cette dernière diminue quelquefois de quantité, quoique le plus souvent le rein sain supplée l'organe malade.

DE LA NATURE ET DE L'ASPECT PHYSIQUE DU SABLE ET DES GRAVIERS.

Lorsque le malade rend du sable tout formé au moment de l'émission de l'urine, le dépôt a lieu immédiatement dans le fond du vase.

Si, au contraire, le sable n'apparaît que par suite du refroidissement du liquide, le dépôt a lieu sur les parois latérales, qui sont plus en rapport avec l'air atmosphérique. Ces gravelles pulvérulentes ne diffèrent pas comme composition des concrétions plus volumineuses, et les mêmes réactions chimiques en décèlent la nature.

On a réservé le nom de *graviers* à des concrétions plus grosses, variant entre le volume d'un grain de millet et celui d'un pois, et pouvant, dans quelques cas, acquérir un volume plus considérable; alors ils prennent le nom de *calculs;* leur forme varie beaucoup : ils sont ovalaires, oblongs, arrondis, piriformes, prismatiques, comprimés, etc.

Leur *surface* est tantôt lisse, tantôt couverte d'aspérités.

Leur *consistance* est très-variable et dépend de leur composition chimique : il en existe qui s'écrasent à la moindre pression ; d'autres égalent en résistance les pierres les plus dures.

Leur *composition chimique* est également de nature diverse ; ils peuvent être formés *d'acide urique*, de *phosphate ammoniaco-magnésien*, ou *d'oxalate de chaux*.

Ce sont les graviers d'acide urique qui se présentent le plus souvent à l'observation.

Leur *couleur* est également très-variable : elle est *roussâtre*, *fauve*, d'un *blanc grisâtre*, d'un *gris cendré*, quelquefois *noirâtre*.

MARCHE, DURÉE ET TERMINAISON DE LA GRAVELLE.

La marche de cette affection offre une grande diversité : la grosseur et le nombre des concrétions apportent des physionomies différentes dans les symptômes, depuis la souffrance la plus vive jusqu'à l'apparence de santé la plus complète ; et si on ajoute les changements que le régime, l'hygiène, les effets du traitement, etc., peuvent produire, on comprendra qu'une certaine incertitude puisse exister dans quelques cas sur le diagnostic précis.

TRAITEMENT DE LA GRAVELLE.

Le traitement de la gravelle ressemble beaucoup à celui des *calculs rénaux*. Aussi insisterons-nous principalement dans cé chapitre sur le traitement *prophylactique* ou préventif, qui a pour but d'empêcher, autant que possible, la formation de sables ou de graviers dans l'organisme des individus prédisposés à cette affection.

L'usage d'une boisson aqueuse, de tisanes apéritives qui augmentent la sécrétion de l'urine, la rendent plus fluide et empêchent l'agrégation des molécules salines ou acides, est naturellement indiqué.

Les bains tièdes prolongés agissent dans le même sens et rendent de grands services.

Ainsi que nous l'avons dit, depuis les expériences de *Magendie* sur les substances nutritives plus ou moins azotées, et qui ont démontré à ce physiologiste que *l'acide urique* existait dans une proportion beaucoup plus forte chez les individus qui se nourrissaient presque exclusivement avec des aliments de nature animale, on a égard à cette indication précieuse, malgré les contestations élevées sur ce point.

Vauquelin et Wollaston ont même établi que l'urine d'animaux nourris seulement avec de la viande était entièrement formée de cet acide, et, que celle d'animaux semblables, ne faisant usage que de végétaux dans leur alimentation, était complétement privée de cette matière.

On doit donc proscrire de l'alimentation des individus affectés de *gravelle urique* toute substance trop fortement azotée, ainsi que les végétaux acides et les fruits ; il existe un grand nombre d'observations de gravelles dues à l'usage abusif de salade, d'oseille en potage, etc.

Le régime entre donc pour une certaine part dans le traitement.

Les eaux minérales contenant de l'acide carbonique, la bière légère, le vin de champagne étendu d'eau, peuvent offrir d'heureuses applications. Tout le monde connaît l'efficacité des eaux de *Vichy*, de *Contrexeville*, etc., dans le traitement des affections calculeuses.

Lorsque l'on a reconnu que les urines contiennent un excès d'acide urique, on administre des eaux alcalines ou des solutions légères de *magnésie*, de *bi-carbonate* de *soude*, de *potasse*, de *chaux*.

Depuis les temps les plus reculés, on a traité empiriquement les maladies calculeuses avec des substances qui ont pour base le carbonate de chaux; ainsi on a employé la poudre de *coquilles d'huîtres*, de *limaçons*, de *coquilles d'œuf*, qui ont joui d'une certaine réputation.

Les tisanes d'*uva-ursi*, de *pariétaire*, de *genêt* conviennent dans beaucoup de cas, et nous obtenons d'excellents résultats des préparations de la feuille d'*uva-ursi*, dans certaines affections de l'appareil urinaire.

Ces divers moyens conviennent seulement dans le cas où les graviers de petites dimensions ne sont pas fixés dans le rein; ils deviendraient nuisibles, dans le cas contraire, en augmentant les symptômes inflammatoires, par l'excitation qu'ils communiqueraient à l'appareil urinaire.

Mais, nous le répétons, le traitement de la gravelle ainsi que celui de la plupart des maladies des voies urinaires exigent une précision aussi grande que possible dans le diagnostic, et nous conseillons aux malades de ne pas attendre, pour consulter, que l'affection ait acquis des proportions qui en rendent la guérison difficile, sinon impossible.

DE LA CYSTITE.

La *cystite* ou inflammation de la vessie se présente à l'état *aigu* ou à l'état *chronique*.

On observe aussi ce que l'on a appelé la *cystite du col* de la vessie, et la *cystite canthari-dienne*.

DE LA CYSTITE AIGUE.

Les malades éprouvent, en même temps que de fréquents besoins d'uriner, une douleur plus ou moins intense, qui va s'irradiant vers le périnée et la région rénale. L'urine sort très-difficilement, et la vessie se trouve complétement distendue.

L'urine qui s'écoule est en petite quantité; elle est fortement colorée, rougeâtre et laisse déposer des *mucosités*; presque toujours elle tient en suspension un liquide trouble, lactescent.

Les malades ont beaucoup de fièvre, la soif

est vive; il y a du délire, de l'agitation; plus tard, et si la suppuration s'établit, la langue devient sèche, le pouls petit et fréquent, il y a du hoquet et l'urine diminue de quantité ou se supprime. Dans les cas peu graves, ces divers symptômes disparaissent peu à peu; le cours des urines se rétablit, et l'inflammation entre dans une voie derésolution.

La cystite aiguë se termine :

1° Par *résolution*.—Les phénomènes inflammatoires diminuent, les urines coulent plus facilement, la vessie, quoique encore légèrement tuméfiée, expulse complétement le liquide auquel elle sert de réservoir, mais elle ne le tolère que très-peu de temps ;

2° Par *suppuration*. — Les urines ont un aspect *lactescent*, elles renferment du pus qui est chassé avec l'urine ou qui se réunissant en foyer, peut perforer les tuniques de la vessie et former des abcès jusque dans le tissu cellulaire qui avoisine les voies urinaires ;

3° Par *ulcération*. — Cette terminaison peut provoquer une hémorrhagie, car l'ulcération détruit les parois des vaisseaux vésicaux ;

4° Par *gangrène*. — Cette terminaison est beaucoup plus rare ; elle survient alors que l'inflammation est très-vive et dans des cas tout à fait exceptionnels ;

5° Par *hypertrophie*. — L'hypertrophie des parois vésicales est également fort rare, et appartient plutôt à la *cystite chronique ;*

6° Par la *rupture de la vessie*. — Très-rare ; pourtant, quelques auteurs l'ont observée;

7° Par la *cystite chronique*. — Cette terminaison est extrêmement fréquente. Nous en faisons l'exposé;

8° Par la *paralysie de la vessie*. — Comme la cystite chronique, cette terminaison de l'inflammation de la vessie est également une des plus ordinaires.

CAUSES DE LA CYSTITE AIGUE.

L'inflammation de la vessie peut succéder à une contusion, à une plaie de la vessie, résultant d'un accident ou d'une opération chirurgicale ; elle résulte aussi du séjour prolongé d'une sonde dans la vessie, ou de l'injection d'un liquide irritant dans ce réservoir ; alors, elle prend le nom de *cystite traumatique*.

Si elle prend naissance sous l'influence d'une suppression d'hémorrhoïdes, du vice rhumatismal, goutteux, etc.; cette forme de cystite prend le nom de *spontanée* ou idiopathique.

Une forme très-fréquente d'inflammation de la vessie est celle appelée *symptomatique* ; elle est déterminée par l'*uréthrite*, la *vaginite*, l'inflammation des reins, la *métrite* ou inflammation de l'*utérus* chez la femme ; la présence de *calculs* la détermine presque constamment.

Cette maladie est toujours grave, et elle emprunte divers degrés de gravité selon le points ou siége l'inflammation ; si cette inflammation occupe le voisinage des *uretères* qui sont, ainsi que nous l'avons dit page 49, les conduits destinés à apporter dans la vessie l'urine secrétée par le rein, ces conduits peuvent s'oblitérer et de là résultent des complications fâcheuses.

TRAITEMENT DE LA CYSTITE AIGUE.

Au début de cette affection, on emploie le traitement *antiphlogistique* : les saignées générales et locales, les *bains*, les *lavements émollients*, quelques *préparations opiacées* ; dans certains cas, des boissons chaudes peu abondantes, la diète.

Si l'émission de l'urine était impossible, on tenterait de sonder le malade.

Dans le cas où la cystite est déterminée par la présence d'un corps étranger, il serait indiqué naturellement de tenter l'extraction de ce corps ; et on y procéderait, après toutefois que les accidents inflammatoires auraient cessé.

Quand la cystite est produite par une *blennorrhagie*, j'emploie avec succès les préparations *balsamiques;*, qui agissent sur la cause de l'inflammation.

CYSTITE DU COL DE LA VESSIE.

L'inflammation du col de la vessie est souvent liée à une affection blennorrhagique; elle est caractérisée par une rétention d'urine très-opiniâtre et des symptômes inflammatoires d'un caractère plus aigu que dans la précédente affection; les suites en sont graves, car cette inflammation détermine la formation de *valvules*, par l'hypertrophie des fibres musculaires du col, et la présence de ces *valvules* peut s'opposer à l'évacuation de l'urine après la cessation de la maladie.

Le traitement de cette affection est le même que pour la précédente; et, lorsque la maladie tend à passer à l'état chronique, nous cautérisons légèrement le col vésical avec l'*azotate d'argent*.

DE LA CYSTITE CANTHARIDIENNE.

L'inflammation de la vessie est quelquefois causée par l'application de vésicatoires, qui ont pour base la poudre de cantharides ; les préparations contenant des doses de cette substance, imprudemment administrées à l'intérieur, donnent lieu aux mêmes symptômes.

Cette forme de la maladie est facilement reconnaissable, d'abord parce que la cause en est difficilement ignorée, et que rarement il survient des accidents graves ; la marche en est rapide, et, au bout de quelques jours, toute trace de l'inflammation disparaît.

On traite cette forme de la *cystite aiguë* par les moyens ordinaires, qui réussissent dans les autres formes inflammatoires, telles que les boissons *diurétiques* abondantes, mais surtout en faisant cesser la cause, c'est-à-dire en enlevant le vésicatoire. Du reste, on prévient ces accidents en ne prescrivant que des vésicatoires saupoudrés de *poudre de camphre*.

DE LA CYSTITE CHRONIQUE.

(*Catarrhe de la vessie.*)

Cette maladie survient sous l'influence de causes très-diverses, que nous allons énumérer avec soin, d'après les auteurs qui se sont occupés de cette partie de la pathologie des voies urinaires, et, surtout d'après les observations que nous avons pu faire nous-même.

DES CAUSES DU CATARRHE DE LA VESSIE.

Cette maladie est fréquente chez les vieillards; on l'observe moins chez l'adulte, et les enfants pourtant, ceux affligés d'une constitution *strumeuse*, *rachitique*, en sont atteints quelquefois ; le sexe masculin y prédispose, et, on l'observe fréquemment chez les hommes de lettres, les bureaucrates, qui sont obligés par leur profession, d'être constamment assis; l'abus de l'alimentation azotée, ainsi que l'usage de boissons alcooliques y prédisposent.

Quelquefois un changement subit de température peut la causer, ainsi que la cessation trop brusque d'une transpiration habituelle, la disparition de certaines affections de la peau, une répercussion de la *goutte*, du *rhumatisme*, etc.

Les causes les plus ordinaires, sont, *la présence d'un corps étranger dans la vessie*, et le séjour forcé qu'y fait l'urine.

On peut dire aussi que les tumeurs *prostatiques* et toutes celles qui siégent au voisinage du réservoir de l'urine, causent cette affection dans beaucoup de cas; nous avons dit qu'elle succédait aussi quelquefois à la *cystite aiguë* dont elle est une des terminaisons.

SYMPTOMES.

Dans quelques cas les symptômes sont légers et augmentent peu à peu d'intensité.

Les malades ressentent de la douleur dans le bas du ventre (*région hypogastrique*) au moment des garde-robes; ils ont des envies d'uriner plus fréquentes qu'à l'état normal, et

l'urine sort incomplétement; quelquefois après
en avoir rendu quelques gouttes, et, sous
l'influence d'un effort, ils rejettent par le canal
de l'urèthre une matière glaireuse, qui a presque toujours la forme d'un flocon allongé, blanchâtre, et aussitôt après l'expulsion de ce flocon, l'urine sort librement. Si le catarrhe vésical
succède à la *cystite aiguë*, on observe toujours
des accès de fièvre qui augmentent ou diminuent d'intensité selon l'état de l'inflammation.

EXAMEN DES URINES.

L'urine rendue varie dans la quantité; elle
est de couleur pâle, mais presque toujours elle
a perdu sa transparence; son odeur est très-
variable; dans quelques cas elle est extrêmement fétide; elle laisse déposer au fond du
vase des *mucosités purulentes*, et lorsque la maladie est ancienne, ce dépôt muqueux peut
former le *tiers*, et, quelquefois, la *moitié* du
liquide excrété.

Cette matière qui forme le dépôt peut obstruer le col vésical ou le canal de l'urèthre.

Ces mucosités ont diverses couleurs; selon l'état de l'affection, elles peuvent être *blanchâtres*, *grises*, *d'un jaune sale;* dans d'autre, cas elles sont *vertes*, *brunes*, *rougeâtres*, et, s'il existe une exhalation sanguine des parois vésicales, elles peuvent être *noires*, le sang excrété se trouvant décomposé par les acides contenus dans l'urine.

Lorsque le catarrhe de la vessie existe depuis un certain temps, ces mucosités ont une odeur nauséeuse, qui ne rappelle nullement l'odeur ammoniacale qui existe dans d'autres cas.

Les dépôts ont été divisés en deux ordres :

1° Les *dépôts puriformes*. Ils ont une teinte laiteuse, grisâtre; sont d'abord mêlés à l'urine, et par le repos, ils se déposent au fond du vase qui les contient.

2° Les *dépôts purulents*. Ces dépôts existent seulement lorsque survient, dans le cours d'un *catarrhe chronique* de la vessie, une exagération des symptômes inflammatoires; les parois vésicales peuvent s'ulcérer sur un des points de leur surface interne (*la membrane mu-*

queuse) et il se produit une suppuration momentanée qui se traduit par la présence d'une matière purulente dans l'urine.

Il existe aussi fréquemment dans les urines
des personnes affectées de catarrhe de la vessie,
des matières de diverse nature, qui s'y trouvent
en suspension en quantité plus ou moins
grande, telles sont : les *sédiments* qui existent
dans les urines alcalines, des fragments *fibri-
neux* ou *muqueux*, de la *matière grasse* en
plus grande proportion qu'à l'état physiologique. Il est une transformation de l'urine
que nous avons observée dans un grand nombre de cas, et qui complique la *cystite chronique;* nous voulons parler de la *décomposition
putride* de l'urine dont nous dirons quelques
mots.

Chez beaucoup de personnes âgées, du sexe
masculin, la vessie se vide incomplétement,
soit, qu'il existe une maladie de la glande prostate, soit par suite de rétrécissement du canal de
l'urèthre, ou bien encore parce que l'inertie des
parois du réservoir de l'urine l'empêche d'expulser la totalité de son contenu; dans ce cas

s'il survient une *cystite*, il se forme une légère
suppuration de la membrane muqueuse vésicale, et aussitôt les urines se troublent, deviennent *muqueuses,* et bientôt *purulentes.* Bientôt
il survient sous l'influence du pus renfermé
dans l'urine, une fermentation ammoniacale,
et le liquide urinaire ne tarde pas à déposer
des sédiments de *phosphate de chaux*, de *phosphate ammoniaco-magnésien*, qui forment des
agglomérations et constituent *des graviers, des
pierres*, s'ils ne sont pas expulsés.

Ainsi on comprend très-bien que la véritable
cause des *graviers phosphatiques* soit la décomposition putride de l'urine , et que les mucosités purulentes en s'accumulant constamment
dans le bas-fond de la vessie, puissent produire
des accidents généraux d'absorption putride
due à ce foyer infectieux.

Nous exposerons plus loin le mode de traitement qui nous réussit le mieux dans cette
forme de catarrhe vésical.

Le catarrhe chronique de la vessie est une
maladie qui a toujours une durée assez longue
et qui réclame les soins les plus attentifs et les

plus éclairés ; aussi un traitement rationnel
peut-il seul en enrayer la marche, et amener une
guérison complète ; d'après ce que nous avons
dit précédemment des diverses causes qui peuvent produire cette affection, il est naturel de
conclure que le traitement sera indiqué d'après
la nature de ces causes autant que par les symptômes actuels de la maladie confirmée.

Certaines complications du catarrhe de la
vessie, parmi lesquelles nous citerons les *maladies de la prostate*, les *tumeurs fongueuses*, l'existence de *cellules*, etc., que l'on rencontre dans
quelques cas , augmentent naturellement la
gravité de la maladie, et en rendent le traitement plus difficile et plus long.

TRAITEMENT DU CATARRHE DE LA VESSIE.

Le traitement de la cystite chronique varie
selon les périodes de l'affection. S'il existe
un *calcul*, un *corps étranger*, il faut en
faire l'extraction. Le malade devra éviter toute
cause d'humidité, habiter un lieu sec, élevé,
exposé au midi ; il portera de la flanelle; car il

est nécessaire que la peau fonctionne réguliè-
rement.

Quant au régime, il est essentiel que le malade soit sobre, tout en faisant usage d'une
bonne nourriture, de vin vieux, tel que le
Bordeaux étendu d'eau. Un exercice modéré
devra être fait chaque jour.

Parmi les médicaments usités qui agissent
réellement, nous prescrivons suivant les cas :
des préparations astringentes ou toniques, le
cachou, le *quinquina*, la *gomme kino*, etc., que l'on
prend en pilules, en potions, en lavements, etc. ;
la décoction ou le sirop de feuilles d'*uva ursi*
(*Busserolle*) que nous dosons selon la gravité de
l'affection, nous réussit très-souvent ; les pilules de *térébenthine cuite* sont presque toujours
de la plus grande utilité lorsque le malade les
supporte et qu'elles n'amènent pas une rétention d'urine trop douloureuse.

Mais la médication qui nous rend le plus de
services consiste dans des *injections* émollien-
tes, tièdes d'abord, et bientôt froides, pratiquées avec la *sonde à double courant ;* sous
l'influence de ce moyen nous avons réussi à

guérir des catarrhes de vessie datant de deux et trois années, et chez des vieillards ayant de beaucoup dépassé l'âge de soixante ans.

Dans quelques cas, lorsque la douleur est vive, nous pratiquons d'abord des injections légèrement opiacées, pour arriver aussi promptement qu'il nous est possible aux injections froides à double courant. On a conseillé les injections d'eau de Barége, d'eau d'orge, d'eau de plantain additionnées *d'acétate de plomb* et de *sulfate de zinc, l'eau de goudron*, etc., etc. Tous ces moyens ont leur indication dans quelques cas et réussissent souvent lorsqu'ils sont bien appliqués. Il en est de même des injections avec la solution d'*azotate d'argent* et de celles de *copahu*, qui ont donné de bons résultats dans des mains expérimentées.

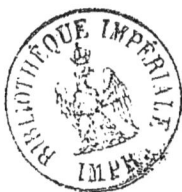

DE LA RÉTENTION D'URINE.

La rétention peut exister sous l'influence de deux causes essentielles : 1° si la vessie ayant perdu sa force expulsive, l'urine n'est plus chassée par la contractilité ordinaire de cet organe, il y a rétention d'urine par *stagnation* ; 2° dans le deuxième cas la vessie est saine, mais il existe un obstacle soit au col de la vessie, soit par suite de l'*hypertrophie de la prostate*, etc. ou dans le canal de l'urèthre : alors cette forme de la maladie prend le nom de *rétention*.

La première forme de l'affection, la *stagnation*, est une des plus fréquentes ; elle survient comme complication de la *cystite aiguë*, de diverses *phlegmasies ;* elle est souvent consécutive à la *paralysie de la vessie.*

La *rétention* proprement dite peut avoir les causes les plus diverses : nous désignerons les principales : 1° les calculs de la vessie ; 2° les

polypes, les fongus ; 3° les caillots de sang ;
4° les rétrécissements du col vésical ou de l'u-
rèthre ; 5° les valvules du col vésical ; 6° les
tumeurs de la prostate. Telles sont les principales causes de la rétention d'urine.

Dans quelques cas, la vessie peut acquérir
des dimensions excessives ; l'urine, en s'accumulant, distend les *uretères*, le *bassinet*, etc.

SYMPTOMES DE LA RÉTENTION D'URINE.

Ces symptômes varient selon la cause qui a
amené la rétention d'urine, et il existe des degrés de cette maladie auxquels on a donné
divers noms ; on a dit qu'il y a *dysurie*, quand
l'urine sort par un jet mince, et avec beaucoup
de peine. Mais si l'urine ne sort que goutte à
goutte et que le malade soit obligé de faire de
grands efforts, on dit qu'il y a *strangurie* ou
pisse-goutte des anciens médecins.

Lorsque la rétention est complète, les malades
ressentent une pesanteur au périnée, des envies d'aller à la garde-robe ; ils ont de la con-

stipation, ils éprouvent des douleurs sur le tra-
jet de l'urèthre, dans la région lombaire.

Les malades ne peuvent se livrer à aucun
exercice, la douleur augmentant d'intensité au
moindre effort ; les envies d'uriner ne peuvent
être satisfaites.

Si la rétention d'urine a pour cause, un *rétrécissement* du canal de l'urèthre, ou un
obstacle situé au col de la vessie, de la région
prostatique, cette rétention offre des symptômes que nous décrirons en examinant les
signes divers de ces maladies.

La *percussion*, la *palpation* et le *toucher rectal*
combinés sont d'un grand secours pour établir
un diagnostic certain.

TRAITEMENT DE LA RÉTENTION D'URINE.

La première indication est de pratiquer le
cathétérisme selon les règles. Si la rétention
de l'urine est sous la dépendance d'une paralysie de la vessie, l'opération du cathétérisme
est des plus simples ; mais, s'il existe un obstacle matériel, *rétrécissements, valvules, hyper-*

trophies, etc., cette opération exige toute l'habileté d'un praticien exercé, et, dans beaucoup de cas, elle devient impossible; la *ponction* de la vessie est alors la ressource suprême.

DE LA NÉVRALGIE VÉSICALE.

Parmi les affections diverses dont la vessie peut être le siége, nous citerons : le *fongus vésical*, les *tubercules*, le *cancer primitif* et le *cancer consécutif*, les *polypes*, l'*hypertrophie des parois*, les *cloisons*, les *poches* qui peuvent s'y former ; toutes ces affections qui pourraient donner lieu à des symptômes de diverses natures, trop longs à énumérer dans un ouvrage du genre de celui-ci, sont heureusement assez rares ; elles présentent toujours une certaine gravité et réclament des soins éclairés qui ne peuvent être donnés que par un médecin instruit.

NÉVRALGIE DE LA VESSIE.

Toutes les affections douloureuses de la vessie pourraient être considérées comme des *névralgies;* mais on a divisé avec raison ces douleurs en *idiopathiques,* ou survenant sans *lésion organique* appréciable, et en *symptomatiques,* ou survenant pendant le cours d'une altération de la vessie ou des appareils qui l'avoisinent.

Comme nous avons décrit ces douleurs symptomatiques dans les divers chapitres qui traitent de ces altérations, nous ne nous occuperons ici que des douleurs *idiopathiques.*

CAUSES DES NÉVRALGIES DE LA VESSIE.

Les névralgies *idiopathiques* de la vessie ont les mêmes causes que les douleurs purement nerveuses, qui surviennent dans d'autres points de l'économie sous l'impression d'un courant d'air froid, l'humidité et le refroidissement subit, local, ou général, qui en est la suite dans beaucoup de cas. Beaucoup d'auteurs les attribuent, à la cessation trop brusque d'un écoulement sanguin , *hémorroïdes, menstrues,* ainsi qu'à la disparition des diverses maladies de la peau.

Les émotions vives, les affections morales tristes, y prédisposent ; de même les excès dans l'alimentation, les boissons alcooliques, etc., et, souvent, nous avons fait cesser des névralgies en prescrivant aux malades une hygiène alimentaire toute différente. Il est d'observation que les névralgies se rencontrent plutôt chez les individus où il existe une prédominance du système nerveux sur les autres systèmes ; les personnes affectées de *goutte*, de douleurs *rhumatismales* sont souvent aussi atteintes de névralgie sur divers points du corps.

SYMPTOMES DES NÉVRALGIES DE LA VESSIE.

Les symptômes des douleurs névralgiques de la vessie, ressemblent en grande partie à ceux qui existent dans les autres affections de cet organe, ainsi que nous l'avons dit en commençant la description de cette maladie ; mais il existe quelques signes qui permettent de distinguer cette affection d'une manière à peu près certaine ; d'abord, l'urine rendue ne change pas de couleur, et sa transparence est normale, ainsi : pas de *dépôts*, de *mucosités* plus ou moins purulentes, de *graviers*, *sables*, etc. Ensuite, l'emploi de la sonde quoique provoquant de vives douleurs au moment de son introduction, les fait en général cesser aussitôt que l'instrument a franchi le col vésical.

TRAITEMENT DE LA NÉVRALGIE DE LA VESSIE.

Ainsi que nous venons de le dire, l'introduction d'une sonde dans le col vésical fait très-souvent cesser la douleur instantanément, et cette introduction répétée a procuré dans plusieurs cas une complète guérison.

Quelquefois on emploie les *anti-spasmodiques*, les *opiacés*, les *bains généraux*, etc.

Cette maladie est très-opiniâtre dans beaucoup de cas, et, le praticien le plus savant n'est jamais complétement certain d'obtenir une prompte guérison.

AFFECTIONS ORGANIQUES DE LA VESSIE.

VARICES DE LA VESSIE.

Cette affection est fort rare ; elle est caractérisée par une *hématurie* très-abondante laquelle
affaiblit promptement le malade ; elle offre peu
de chances de guérison par l'impossibilité où
l'on est de préciser un diagnostic certain, et
aussi par la difficulté que l'on aurait à introduire dans la vessie des substances suffisamment *styptiques* ou *coagulantes* pouvant oblitérer les orifices *ulcérés* et *béants* qui laissent
transsuder le sang. Du reste, nous le répétons,
cette affection est d'une extrême rareté, nous
n'en connaissons que deux observations dans
la science.

POLYPES DE LA VESSIE.

De même que les *varices de la vessie* les *polypes* de ce viscère s'observent rarement et

quelques auteurs les confondent avec le *fongus vésical* auquel ils ressemblent par plusieurs symptomes et dont le traitement est le même.

Ces polypes peuvent exister seuls; quelquefois, il en existe plusieurs, ils sont implantés sur une base large ou ont un pédicule très-grêle; leur consistance est molle généralement, pourtant ils peuvent être de nature *fibreuse*; leur lieu d'élection est presque toujours dans le voisinage du col vésical. Nous donnons, page 111, une planché représentant assez exactement la forme la plus connue de cette affection organique.

Nous avons dit que le traitement était le même que celui du *fongus vésical* que nous allons décrire, nous y renvoyons donc le lecteur.

FONGUS DE LA VESSIE.

On donne ce nom à des tumeurs *sessiles* ou pédiculaires qui, dans beaucoup de cas, sont de nature *carcinomateuse*.

Nous donnons, page 110, une figure de ces fongus qui rend assez bien compte de leur structure et de leur siége.

Ces tumeurs sont plus fréquentes chez l'homme, et surtout chez le vieillard ; généralement, ils surviennent à la suite d'une *inflammation chronique* de la vessie, chez des sujets prédisposés à leur production.

SYMPTÔMES DES FONGUS VÉSICAUX.

Dans beaucoup de cas ces symptômes sont peu déterminés ; ils apparaissent souvent chez les calculeux et viennent compliquer un diagnostic déjà fort difficile par lui-même ; ils causent parfois de vives douleurs, et certaines *névralgies de la vessie* naissent sous l'influence de cette cause.

Dans cette affection, la vessie sécrète généralement une certaine quantité de mucosité, et, si une *ulcération* a lieu sur un des points de la tumeur, les malades rendent une certaine quantité de sang; c'est un des symptômes fréquents. Si l'on introduit une *sonde* dans le viscère, l'instrument donne la sensation d'un *corps mou*, *mobile* bien souvent, mais que l'on confond aisément avec la sensation que donnerait un *polype*, un *caillot sanguin*, un *calcul* dense ou entouré d'une couche épaisse de mucus.

Cette maladie est grave, surtout si elle complique *l'inflammation chronique* de la vessie (*catarrhe vésical*), ou l'affection *calculeuse*, déjà grave par elle-même.

Ces tumeurs gênent l'excrétion de l'urine, peuvent amener des *hémorrhagies* mortelles; et, dans tous les cas, donnent lieu à des troubles fonctionnels importants.

FIGURE 6.

Fongus de la vessie.

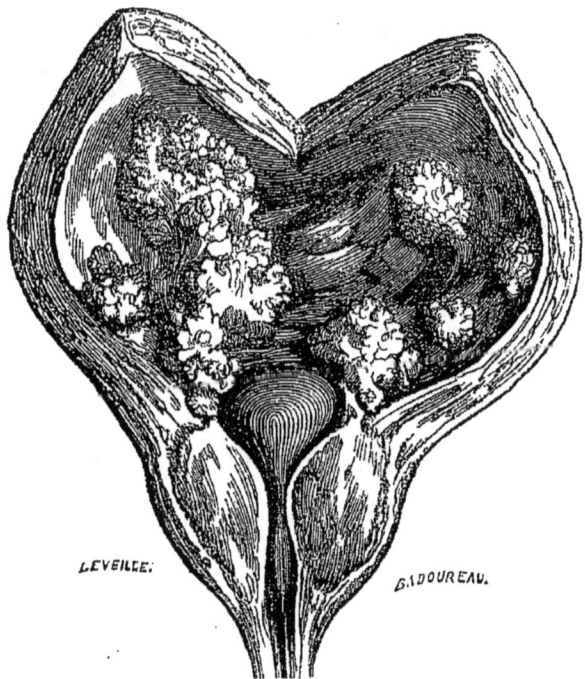

Coupe médiane de la vessie représentant son envahissement par la substance fongueuse.

FIGURE 7.

Représentant des fongus polypeux de la vessie.

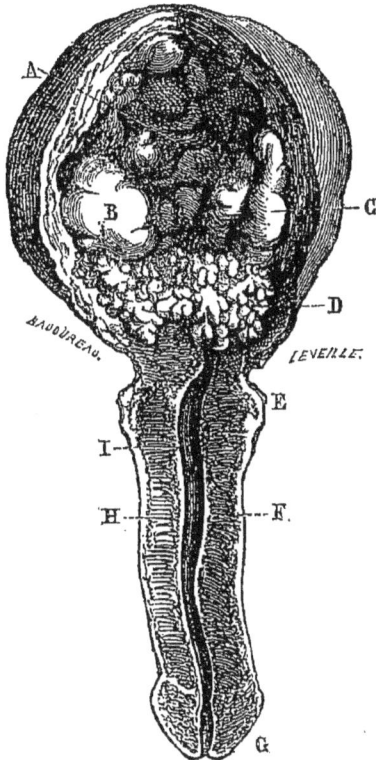

B. C. Tumeurs polypeuses.
A. Surface vésicale.
D. Fongus.
H. F. Corps caverneux de la verge.
G. Gland.
E. Peau de la verge.

I. Canal de l'urèthre.
I. Le bulbe.
G. Os pubis.
B. Surface articulaire de l'os sacrum.
H. Artères et veines ilia-ques.

TRAITEMENT DU FONGUS VÉSICAL.

Le traitement de cette affection peut être *palliatif* ou *curatif*.

Mais, à vrai dire, quelle que soit la méthode que l'on adopte, on obtient bien rarement un véritable succès; Desault, Chopart, Boyer, s'accordent à regarder comme impossible la guérison radicale de cette affection. Voici ce que dit Chopart dans son *Traité des maladies des voies urinaires* : « Pour le traitement de cette maladie, on n'est pas plus avancé que pour le diagnostic; tous les remèdes internes sont impuissants..... »

Pourtant quelques chirurgiens modernes ont réussi à opérer ces fongus par diverses méthodes offrant toutes une certaine difficulté d'exécution et demandant à être mises en pratique par un praticien très-exercé.

Dans beaucoup de cas on se contente de remédier aux difficultés d'uriner; on sonde le malade avec les précautions prescrites, si la miction ne s'effectue pas librement.

Les malades doivent éviter toute espèce d'excès; ils prendront des boissons légèrement *diurétiques*; ils entretiendront la liberté du ventre.

Nous ne ferons que signaler en passant deux affections rares aussi, les *tubercules* et *le cancer de la vessie*, qui, toutes deux, n'offrent que peu ou point de ressources de traitement, et dont le diagnostic, fort difficile, n'offrirait aucun intérêt dans un ouvrage comme celui-ci.

DE LA PROSTATITE.

On désigne sous ce nom *l'inflammation de la glande prostate,* organe dont nous avons fait connaître l'anatomie et la physiologie, page 41.

Cette inflammation peut être à l'état *aigu* ou *chronique;* nous nous occuperons d'abord de la première forme.

DE LA PROSTATITE AIGUE.

L'inflammation aiguë de la glande prostate survient le plus souvent pendant le cours d'une *blennorrhagie* de l'urèthre, lorsque l'inflammation de ce canal a envahi sa portion la plus reculée. On la voit apparaître également dans certaines formes de *rétrécissements* uréthraux, ainsi que lorsqu'un calcul vésical vient obstruer plus ou moins complétement l'orifice interne de l'urèthre et irriter en même temps sa *portion prostatique.*

Quelques cas de prostatite aiguë, observés

FIGURE 7.

Représentant une forme de l'hypertrophie de la glande prostate.

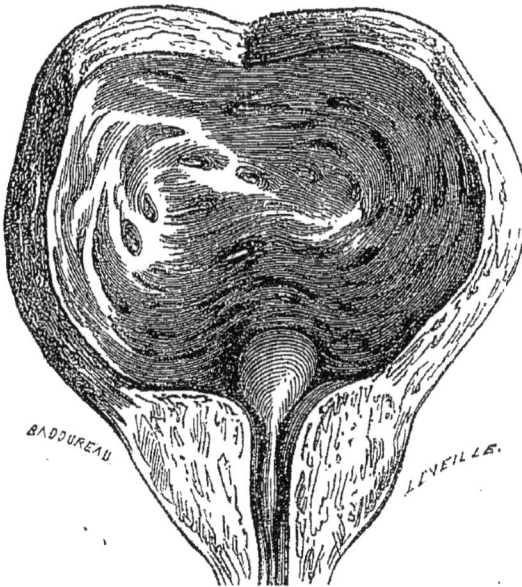

Coupe médiane de la vessie, de la prostate et du canal de l'urèthre.

par nous, donnent raison à l'assertion de plusieurs auteurs, qui donnent pour cause à cette
affection la *constipation prolongée* et les *hémorrhoïdes*, qui en sont souvent la suite; les
fissures et les *fistules* à l'anus, que ces hémorrhoïdes provoquent quelquefois.

L'abus des purgatifs drastiques, de *l'aloès*;
les *excès vénériens*, l'*équitation*, le *traumatisme*,
ainsi que le refroidissement subit de la *région
prostatique*, peuvent également amener cette
inflammation.

SYMPTÔMES DE LA PROSTATITE AIGUE.

Lorsque l'inflammation n'a envahi que la
membrane muqueuse de la portion du canal
comprise dans la glande, les phénomènes
symptomatiques ressemblent exactement à
ceux que nous avons décrits, page 87, à propos de la *cystite du col de la vessie*. Ainsi
il existe des envies beaucoup plus fréquentes
d'uriner, de la pesanteur au périnée, des douleurs cuisantes au moment de l'émission de
l'urine, et presque toujours un écoulement de

matière muco-purulente, par le canal de l'u-
rèthre.

Mais lorsque l'inflammation a gagné tout le
tissu glandulaire et parenchymateux de la
prostate, les symptômes suivants existent toujours : d'abord une sensation de *pesanteur*, de
tension extrême dans le fondement, à la région périnéale; puis la douleur, qui était *sourde*
d'abord, devient *pulsative*, la fièvre survient,
le passage des urines cause une sensation de
brûlure atroce, et les malades éprouvent un
besoin presque incessant d'uriner. Il peut
exister aussi une *rétention complète* d'urine, et,
si l'on pratique le *cathétérisme*, au moment
où le cathéter franchit la *portion prostatique* de
l'urèthre, le malade ressent une douleur excessive, et la sonde passe avec une certaine
difficulté.

Si l'on pratique le *toucher rectal*, on constate
que la glande prostate est *tuméfiée*, *bosselée*,
douloureuse à la pression.

Pendant l'acte de la défécation, les malades, très-constipés, et qui sont obligés de faire
des efforts pour aller à la garde-robe, ressen-

tent une douleur plus ou moins vive, au moment où les matières fécales, durcies, franchissent la partie inférieure du gros intestin (*rectum*).

Cette maladie se termine par *résolution*, par *induration* ou par *suppuration*.

Lorsqu'il y a *résolution,* ce qui arrive le plus souvent sous l'influence d'un traitement approprié, les symptômes diminuent peu à peu, et en quelques jours la douleur et les signes que nous avons énumérés plus haut disparaissent.

Si la maladie se termine par *induration*, la glande reste tuméfiée, douloureuse ; les autres symptômes diminuent d'intensité et la maladie passe à l'état *chronique*.

La terminaison par *suppuration* survient lorsque, la maladie traitée trop tard ou abandonnée à elle-même, il se produit des *abcès* dans le *tissu prostatique*.

TRAITEMENT DE LA PROSTATITE AIGUE.

On débute généralement par une application

de sangsues au *périnée*, ou dans le *rectum*, par la méthode de Bégin ; on laissera à demeure des cataplasmes émollients, et l'on fera des onctions avec l'onguent *hydrargyrique* belladoné ou opiacé ; de grands bains tièdes, des boissons délayantes compléteront le traitement.

DE LA PROSTATITE CHRONIQUE.

Nous avons dit que la *prostatite chronique* était une des terminaisons de la *prostatite aiguë*.

Elle peut se développer sous l'influence des causes que nous avons énumérées.

Elle survient souvent chez les personnes dont le tempérament *lymphatique* est le partage, ou qui sont sous l'influence d'une *diathèse rhumatismale*.

La *prostatite chronique* a souvent été confondue avec la *spermatorrhée*, et nous pouvons dire qu'un grand nombre de malades qui croyaient éprouver des *pertes séminales insen-*

sibles, et que cette crainte avait plongés dans une profonde tristesse, ont retrouvé toute leur énergie morale et le bonheur que cette croyance avait détruit, aussitôt que l'examen microscopique et souvent les simples signes physiques venaient révéler que la matière n'avait aucun des caractères du sperme et que ce n'était que du *liquide prostatique* ou *uréthral*, suite d'une légère inflammation chronique de la *prostate* ou du *col vésical*, enfin un de ces écoulements *uréthro-prostatiques*, que leur abondance et leur couleur *opaline*, et quelquefois verdâtre, font ressembler à ceux que l'on observe dans certaines *blennorrhées*.

SYMPTÔMES DE LA PROSTATITE CHRONIQUE.

Les malades ressentent de la pesanteur au périnée ; ils éprouvent des besoins d'uriner beaucoup plus fréquents qu'à l'état normal ; l'urine sort avec moins de force ; quelquefois les malades ressentent de légers *élancements*, un sentiment de *chaleur* plus ou moins intense.

Dans le plus grand nombre des cas les malades remarquent que l'orifice de l'urèthre est le siége d'un suintement d'un liquide *visqueux*, *transparent*, ressemblant beaucoup à du blanc d'œuf ; d'autres fois ce liquide a plus de densité, sa couleur varie et peut être parfois verdâtre, et simuler un *écoulement blennorrhagique*.

Dans d'autres cas, les malades aperçoivent, au méat urinaire, chaque fois qu'ils vont à la selle et surtout lorsqu'il existe de la constipation, un *liquide blanchâtre* de consistance plus grande, et offrant quelque rapport avec le *fluide séminal*.

Beaucoup de malades peuvent rester longtemps avec une *prostatite chronique*, sans que les fonctions urinaires et génitales soient troublées complétement; mais ils s'aperçoivent au moindre écart de régime, à la plus petite fatigue, sous l'influence de changements brusques de l'atmosphère, que l'inflammation devient plus intense, et bientôt des phénomènes aigus se manifestent.

Cette affection succède dans beaucoup de cas à une *blennorrhagie mal soignée*, ou que des écarts de régime, des excès de diverse nature ont prolongée trop longtemps.

Cette maladie est toujours grave si elle est abandonnée à elle-même, car le passage de l'état aigu à l'état chronique a lieu, ainsi que nous l'avons dit, au moindre excès, et des accidents assez sérieux en sont quelquefois la suite.

TRAITEMENT DE LA PROSTATITE CHRONIQUE.

Lorsque l'observation *microscopique* a suffisamment démontré que le liquide excrété par l'urèthre n'est que du *fluide prostatique*, mélangé souvent à un peu de pus, et qu'il ne renferme pas les éléments constitutifs du sperme, on prescrira, selon la constitution des malades, des traitements de nature diverse.

Si l'affection est causée par une *diathèse*, on emploie les moyens appropriés pour les combattre; les frictions *hydrargyriques* à la partie interne des cuisses, au périnée, réussissent dans quelques cas.

Si l'écoulement a le caractère du liquide *uréthro-prostatique*, la cautérisation de la portion prostatique du canal est alors parfaitement indiquée.

FIGURE 8.

Représentant la structure des animalcules spermatiques de l'homme, observés au microscope.

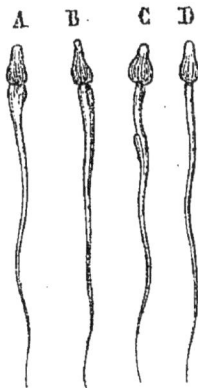

(Leur longueur moyenne réelle est de 5 centièmes de millimètre).

DES PERTES SÉMINALES.

SPERMATORRHÉE.

C'est Lallemand, le premier en France, qui attira l'attention des médecins sur ce point important de la médecine, et, quoiqu'il ait mis une grande exagération dans la description de cette affection, on peut dire que c'est seulement depuis les travaux de cet auteur que l'on a étudié sérieusement ses divers symptômes et les moyens les plus efficaces pour arriver à la guérison des maladies qui font l'objet de cette étude.

Avant lui, Wichmann et P. Franck avaient décrit les *pollutions diurnes involontaires*, mais sans en indiquer la fréquence, les causes, les conséquences possibles, et sans instituer un traitement rationnel.

On donne le nom de *spermatorrhée, pertes séminales involontaires*, à une ou plusieurs

évacuations de *fluide séminal* (*sperme*) avec
ou sans érection, sans aucune cause mécani-
que, que ces pertes s'accompagnent ou non
d'ailleurs de sensation voluptueuse.

On donne encore ce nom aux mêmes pertes
de *fluide séminal* qui s'opèrent dans le jour,
quelquefois à la moindre érection, même incomplète, et quelquefois pendant l'acte de la
défécation ou de la miction (*spermatorrhée proprement dite*).

Ces pertes ont reçu les noms, les premières,
de *pollutions nocturnes*, et les deuxièmes, de
pollutions diurnes.

Les premières ont lieu très-souvent avec
érection et sensation de plaisir, et peuvent,
dans quelques cas, être compatibles avec une
bonne santé.

Aussi ces pertes, lorsqu'elles surviennent peu
fréquemment, et que le sujet est très-*continent*,
n'ont-elles rien d'alarmant pour la santé générale.

Le nom de *spermatorrhée* ne convient donc
réellement qu'à *des pertes s'effectuant la nuit
ou le jour, sans érection et sans aucune sensation*

de plaisir. Ce sont celles-là surtout qui réclament un traitement immédiat.

Cette maladie est fréquente. Du temps d'Hippocrate on la désignait sous le nom de *consomption dorsale*, et divers auteurs avant Lallemand la confondaient avec l'*impuissance simple*. On la traitait comme *inflammation chronique de l'urèthre*, affection à laquelle elle ressemble du reste par plusieurs côtés.

Cette erreur de *diagnostic* n'est plus possible avec les moyens nouveaux que la microscopie et la chimie organique moderne nous fournissent pour l'examen exact des divers liquides excrétés par l'urèthre.

DES DIVERSES CAUSES DE PERTES SÉMINALES.

Age. — M. B. Phillips a constaté que, sur 620 sujets dont il lui a été possible d'avoir l'histoire exacte, 581 avaient moins de vingt-cinq ans.

Dispositions anormales. — On doit tout d'abord signaler la *longueur extrême du prépuce* et l'étroitesse de son ouverture.

Voici dans ce cas comment les accidents peuvent se produire :

La longueur extrême du prépuce et son étroitesse d'ouverture permettent le dépôt entre lui et le gland d'une certaine quantité de *matière sébacée* qui, en produisant un peu d'irritation, provoque à la *masturbation*, une des causes les plus fréquentes de *spermatorrhée*.

Ainsi que nous l'avons déjà dit, une affection *dartreuse*, *herpétique*, de ces parties ou de l'*anus*, amène les mêmes résultats.

Généralement, les sujets dont l'ensemble des parties génitales offre un certain relâchement des tissus sont le plus fréquemment atteints de cette affection.

On a signalé la constitution nerveuse comme cause des pertes séminales ; mais on peut dire au contraire, d'une manière générale, que certains sujets qui sont doués d'une susceptibilité nerveuse très-marquée puisent cette susceptibilité dans des pertes séminales involontaires. Plus tard survient l'*hypochondrie*, dont nous

parlerons plus loin en décrivant les symptômes.

Quelques faits rares observés sembleraient
faire croire que l'*hérédité* est pour quelque
chose dans le développement de cette affection; mais ils sont trop peu nombreux pour
que l'on y attache une importance réelle.

Causes occasionnelles. — La cause occasionnelle la plus ordinaire est dans les *excès
sexuels*, et surtout dans la pratique honteuse
de l'*onanisme*, dont elle est une des suites fréquentes.

Nous avons déjà dit que, par opposition,
une *continence* trop longue pouvait, en certains
cas, y donner lieu.

Une cause occasionnelle également fréquente, et que nous observons chaque jour,
existe dans les *écoulements blennorrhagiques*.
Ces écoulements, lorsqu'ils se sont répétés
ou prolongés, ou qu'ils ont été mal guéris,
peuvent amener l'*inflammation de la prostate,
des canaux éjaculateurs*, en même temps que
celle du col de la vessie, et cette inflammation
sollicite incessamment l'évacuation du sperme.

La *constipation*, cause fréquente d'hémorroïdes, y prédispose. On comprend très-bien que les efforts réitérés qui ont lieu pendant la défécation, pour l'expulsion des matières, puissent, en exerçant une pression considérable sur la *prostate* et les *vésicules séminales*, déterminer l'émission du sperme ou du liquide prostatique.

Les *vers intestinaux*, dans quelques cas rares, causent des pertes involontaires; les *entozoaires* qui y donnent lieu sont les *ascarides lombricoïdes*, et surtout les *oxyures vermiculaires*, qui, ainsi que nous l'avons dit, habitent surtout la partie inférieure de l'intestin (*rectum*), et sont une des causes de l'*onanisme* chez beaucoup d'enfants.

L'habitude de coucher sur le dos, la *station assise*, l'*équitation*, peuvent également, dans quelques cas, être des causes de pertes involontaires.

L'usage ou plutôt l'abus des *purgatifs drastiques*, de certaines substances, telles que le *camphre*, le *nitrate de potasse*, peuvent aussi avoir cette influence fâcheuse.

Nous avons eu deux exemples récents des effets fâcheux que peut produire l'abus des purgatifs drastiques . surtout de l'*aloès,* qui forme la base de beaucoup de pilules purgatives. Cette substance agit énergiquement sur les veines de la partie inférieure du rectum, et son emploi inconsidéré avait occasionné dans les deux cas dont il est ici question des *hémorrhoïdes* très-volumineuses , qui ont promptement cédé au traitement que nous leur opposons avec un succès complet.

SYMPTÔMES LOCAUX.

Ainsi que nous l'avons dit, lorsque des *pollutions nocturnes* ont lieu chez un jeune homme continent, si ces pertes, qui le plus souvent sont le résultat de rêves voluptueux, ne se répètent qu'à de longs intervalles, on ne doit y voir qu'un signe de santé et de puissance génitale parfaitement physiologique.

Mais si, au contraire, ces pertes de semence occasionnent une grande faiblesse ; si elles se succèdent à des époques rapprochées ; s'il se joint à ces accidents une faiblesse générale, une certaine langueur, une aptitude moins grande à tout travail, alors on doit s'occuper immédiatement de rechercher les causes qui les occasionnent et appliquer le traitement hygiénique et médical qui convient, car la maladie commence et ne peut que s'aggraver.

Dans les premiers temps de cette affection, les *pollutions nocturnes* ayant lieu sous l'influence de rêves lascifs, l'éjaculation a lieu pendant l'érection, et le malade est réveillé immédiatement, et trouve sur le linge qui l'environne le sperme liquide, avec tous ses caractères. Ce liquide, examiné au microscope, renferme un grand nombre de *spermatozoaires* très-vivaces, et conformés d'une manière physiologique. Plus tard, lorsque cette éjaculation peut encore avoir lieu, les malades ne sont pas réveillés, il n'existe plus d'*érection ni d'orgasme* au moment de l'évacuation spermatique, et les traces qui subsistent au réveil, sur le linge, la racine de la verge, etc., ressemblent, selon l'expression de Lallemand, *à celles que laisse le colimaçon.* » Si on délaie la matière de ces taches dans une petite quantité d'eau et qu'on l'examine au microscope, on y voit se mouvoir quelques rares *spermatozoaires* doués d'une vitalité peu énergique; leur forme n'est plus la même, et le liquide dans lequel ils se meuvent est plus ou moins dense selon le degré de la maladie.

POLLUTIONS DIURNES.

Lorsque des *pollutions nocturnes* se sont répétées pendant un temps plus ou moins long et selon la constitution propre de l'individu, les *pollutions diurnes* commencent généralement à apparaître.

En premier lieu, il existe encore une érection plus ou moins complète, se manifestant sous l'influence de la plus légère excitation, du moindre frottement; puis, si la maladie se prolonge, les érections sont de moins en moins complètes, et il survient une pollution aussitôt que la plus légère idée voluptueuse se présente à l'imagination.

Dans ces cas, le sperme s'écoule presque en

bavant et sans que son émission produise aucune sensation ; il se présente également plus
aqueux ; son élaboration n'étant pas complète, il contient des animalcules incomplète-
ment formés et en très-petit nombre.

DE LA SPERMATORRHÉE.

La véritable *spermatorrhée* consiste dans un
écoulement du *fluide séminal* pendant l'acte de
la *défécation* et de la miction.

Généralement, après un temps plus ou moins
long, les *pollutions diurnes* ou *nocturnes*, dont
nous venons de décrire les symptômes, et qu'un
traitement convenable n'a point fait disparaître, se transforment en un écoulement de semence, *sans érection* et sans *aucune sensation de
plaisir*.

Cet écoulement a lieu principalement en
allant à la selle ou en urinant. La quantité de
la matière rendue est variable selon les individus et le degré de la maladie ; sa densité, sa
couleur, son odeur le sont aussi.

8

Mais voici d'une manière générale ce que l'observation fait reconnaître :

Si les émissions sont fréquentes, la quantité de matière rendue diminue peu à peu.

Chez certains malades, le liquide expulsé a l'apparence de flocons *grumeleux* ou *glaireux* plus ou moins transparents; l'odeur varie également, selon le degré de la maladie, depuis l'odeur franchement spermatique, *suî generis*, ce qui est l'exception, jusqu'à une odeur fétide, de chair pourrie ; c'est surtout après les dernières gouttes d'urine que la matière est rendue, quoique plusieurs observations montrent qu'il s'en échappe quelquefois avec les premières.

Cette émission de semence n'a pas constamment lieu à chaque garde-robe ou à chaque miction ; il y a, selon la gravité de cas, des intervalles plus ou moins longs.

Plusieurs caractères peuvent démontrer que la *matière* rendue est du sperme.

1° Généralement il en est rendu environ la quantité d'une petite cuillerée à café ; elle est rendue d'une manière brusque.

2° Lorsqu'on la frotte entre les doigts, elle

mousse comme le savon, en développant l'odeur spermatique

3° L'examen microscopique vient lever tous les doutes en permettant de constater les véritables caractères du liquide excrété.

Nous verrons plus bas que l'examen de l'urine peut également démontrer de quelle nature de perte il s'agit.

Dans beaucoup de cas, les malades éprouvent, lors du passage du sperme, un *frôle-ment* tout particulier ; et Lallemand, auquel nous empruntons plusieurs observations, dit que certains malades sentent très-bien la contraction des *vésicules séminales* qui expulsent le liquide séminal.

Si la maladie dure depuis longtemps, le malade n'a plus la sensation décrite précédemment ; les urines ont également un caractère différent que nous ferons connaître.

Il y a des malades qui éprouvent des sensations complétement opposées : c'est tantôt une douleur plus ou moins vive qui semble avoir son point de départ au col de la vessie et qui retentit jusqu'au gland ; la verge se retire au moment du passage de l'urine sur un point irrité de l'urèthre, et l'irradiation de cette douleur ne tarde pas à faire contracter les *vésicules séminales* et à provoquer une pollution.

Quelquefois il existe un malaise général, des douleurs au pourtour de l'anus, des élancements dans le *mamelon*, quelquefois une sensation de *battements au périnée*, des *frissons*, etc.

Généralement les malades reconnaissent à la sensation qu'ils ont l'habitude d'éprouver, qu'ils vont avoir une pollution, et chez quelques personnes cette pensée produit une espèce de terreur qui va jusqu'à la défaillance. Ces accidents, qui peuvent exister ensemble ou isolément, sont souvent accompagnés de divers symptômes que nous ferons connaître et auxquels on donne le nom de complications. Ainsi la spermatorrhée est fréquemment compliquée de *cystite aiguë* ou *chronique*, d'inflammation de la *prostate* (voir *Prostatite*), *des canaux éjaculateurs*, etc., dont les symptômes multiples offrent une certaine difficulté de diagnostic.

Aussi, comme nous le verrons lorsque nous parlerons de l'aspect des urines des malades atteints de pertes séminales, faut-il examiner avec soin les éléments divers qui peuvent troubler la limpidité de ce liquide, éléments qui peuvent provenir des liquides sécrétés par les diverses parties enflammées dont nous parlons ci-dessus.

Ces lésions organiques ont pour résultat de faire éprouver au malade une certaine gêne, de *la pesanteur*, quelquefois une *douleur sourde, obtuse*, dans la région *hypogastrique* ou *périnéale*, surtout après une fatigue. Ainsi certains malades éprouvent ce symptôme s'ils vont à cheval; d'autres ne peuvent supporter la voiture; nous en connaissons plusieurs qui ne peuvent rester assis un certain espace de temps sans que ces divers symptômes apparaissent.

SYMPTÔMES GÉNÉRAUX.

Le symptôme général qui frappe le plus le malade affecté de *spermatorrhée*, c'est l'*impuis-*

8.

sance et l'*infécondité*, qui est sa conséquence immédiate.

En effet les organes génitaux, ainsi que nous l'avons dit, tombant dans un état de mollesse, de flaccidité d'autant plus grande que la maladie est plus avancée, il en résulte des *érections insuffisantes*, des *éjaculations incomplètes*, trop faciles ou trop prématurées.

Mais, ainsi que nous le verrons, l'*infécondité* existe surtout lorsque la liqueur prolifique a subi une altération dans son élément principal, c'est-à-dire alors que les *animalcules spermatiques* ont cessé d'être conformés d'une manière normale et ne se présentent plus que sous la forme de *granules séminaux*.

Au reste l'impuissance n'est pas fréquemment un symptôme primitif, et beaucoup de malades ne s'inquiètent réellement de leur état que lorsque des tentatives diverses ont pu les convaincre de l'impuissance dont ils sont atteints.

L'appareil digestif subit aussi quelquefois, dans une large proportion, certains troubles que nous allons énumérer.

Ainsi, les malades éprouvent une sensation de chaleur à l'épigastre, de l'*angoisse*, une *faim* plus ou moins vive, que la plus petite quantité d'aliments apaise. Dans quelques cas, il existe un certain dégoût, et le malade arrive à ne manger que des aliments fortement épicés, des *condiments*, etc., dont l'effet a bientôt pour résultat de provoquer des troubles digestifs d'une certaine gravité.

Il existe presque toujours, en même temps que les troubles digestifs, une altération plus ou moins grande dans la régularité de la circulation. Ainsi, quelques malades ressentent de l'inquiétude; la fréquence du pouls est augmentée, la face se colore, il survient des symptômes de *congestion,* tels que *vertiges, éblouissements, tintement d'oreilles,* dont l'intensité est assez grande, dans certains cas, pour faire craindre des accidents sérieux du côté du cerveau. Nous noterons aussi qu'il existe fréquemment des palpitations survenant à la moindre émotion.

Ainsi que nous l'avons dit dans nos *Recherches sur les maladies de l'estomac et sur leurs cau-*

ses, etc., la mauvaise *chymification* des aliments devient en quelque sorte permanente, et les malades ont fréquemment des *rapports acides, brûlants, une chaleur âcre* à l'épigastre, et, plus tard, chaque digestion s'accompagne d'une espèce de torpeur qui contraste avec l'excitation qui existait pendant la première période de la maladie.

Du côté de l'intestin on observe presque toujours les troubles suivants :

D'abord, une constipation très-opiniâtre, avec des intermittences de diarrhée, aussitôt que survient le moindre écart de régime ; les matières rendues ont souvent une fétidité extrême.

Il y a le plus souvent, dans l'intestin, une accumulation de gaz très-incommodes pour le malade, et qui provoquent quelquefois de véritables crises douloureuses ; la distension est souvent extrême ; ces divers symptômes font bien voir à quel degré de débilitation l'appareil digestif est arrivé.

Un appareil important, *l'appareil respiratoire*, offre aussi quelques phénomènes à constater ; ainsi, il existe souvent un sentiment d'*oppression*, de l'*essoufflement*, l'acte respiratoire s'accomplit avec effort. Il y a quelquefois des douleurs dans certaines parties du thorax.

La voix est sourde, altérée dans quelques cas.

Nous allons maintenant décrire les symptômes que présente l'*appareil nerveux*, car il s'y produit un grand nombre de phénomènes des plus intéressants.

Ces troubles du système nerveux existent toujours à un degré plus ou moins avancé, selon la gravité de la maladie.

En effet, chaque perte étant presque toujours accompagnée d'un sentiment de faiblesse générale, les forces musculaires sont presque abattues dans beaucoup de cas.

Les phénomènes nerveux varient beaucoup selon la constitution particulière du malade. Ainsi, tandis que chez plusieurs il existe des sensations de *compression*, de *torpeur*, de formication aux *lombes*, vers le dos, etc., d'autres éprouvent une impression de *chaleur* ou de *froid;* et, chez quelques sujets, ces manifestations ont une telle intensité, qu'il faut une certaine habileté pratique pour ne pas confondre ces symptômes avec ceux presque identiques d'une affection aiguë ou chronique de la moelle épinière.

Après ces troubles de la *motilité* et de la *sensibilité*, on doit noter les troubles suivants, qui peuvent exister dans les organes de la sensibilité spéciale.

Il existe quelquefois de la dépravation dans le goût : la bouche est amère, l'odorat est diminué, aboli; quelquefois l'*ouïe*, la *vision*, participent forcément à cet état de débilité générale ; et, parmi les phénomènes que l'on observe, on doit noter des *bourdonnements*, des *tintements d'oreilles*, etc., existant presque toujours avec de la *céphalalgie ;* la *vue* est troublée; il survient des *éblouissements*, des *clignotements* involontaires, et, dans des cas rares, il est vrai, l'on a pu observer la paralysie du nerf optique et une *amaurose* complète.

Le sentiment de pesanteur, de *compression*, que quelques malades éprouvent vers le cerveau, les empêche de se livrer avec fruit et avec suite à un travail d'application soutenu ; chez d'autres malades, ces symptômes peuvent s'accompagner de la perte partielle de la *mémoire*, d'un certain degré d'*affaiblissement intellectuel ;* la langue s'embarrasse.

Beaucoup de malades arrivés à cette période de la maladie ont des insomnies fréquentes, le sommeil ne répare pas leurs forces, ils ont des rêves effrayants, du *cauchemar ;* il existe dans quelques cas une agitation qui empêche tout sommeil. Lallemand décrit ainsi le triste état dans lequel se trouvent les malades :

« Alors ces malheureux passent très-souvent toute la nuit à s'agiter sans pouvoir trouver une position passable, à se découvrir et à se recouvrir, à se lever et à se recoucher : tantôt ils se promènent avec agitation, ou ils retombent sur leur lit comme des furieux, comme des aliénés ; tantôt ils tombent dans le morne affaissement du désespoir ; ils ont par instant tout le corps brûlant et la tête en feu ; ils sentent leurs artères battre sur leurs oreillers, puis ils se trouvent glacés et couverts d'une sueur froide.

« Pendant l'obscurité de ces longues nuits sans repos, leur imagination se nourrit des souvenirs les plus tristes, les plus humiliants; leur pensée revient sans cesse aux projets les plus sombres, les plus extravagants. C'est alors surtout qu'ils sont poursuivis par les plus violentes *tentations de suicide*. »

Cette agitation fait place chez quelques malades à un sommeil lourd, peu réparateur, et la journée se passe souvent ensuite dans un état de *torpeur* qui cause une grande fatigue. Nous devons noter aussi que le caractère s'altère dans la plupart des cas ; ainsi les malades deviennent tristes, irascibles, ils n'ont pas de volonté, ils sont pusillanimes; d'autres deviennent égoïstes, ne s'occupant que de leur état; ils sont surtout très-découragés et complétement *hypochondriaques*.

Pourtant quelques malades éprouvent une certaine intermittence dans ces symptômes, et il n'est pas rare de les voir revenir pendant un certain temps à un état complétement opposé, être gais, contents, confiants, expansifs ; mais ces brusques changements s'observent plutôt dans les commencements de la maladie.

En même temps que les divers symptômes que nous venons d'énumérer s'observent, la nutrition ne s'opère que d'une manière incomplète : le corps maigrit peu à peu, les yeux se cavent, les cheveux tombent, et, au bout d'un temps plus ou moins long, les malades sont dans un véritable marasme.

Nous devons répéter, en terminant ce chapitre, que les symptômes multiples que nous venons d'énumérer n'existent presque jamais simultanément chez le même malade, et qu'il faudrait une description bien plus longue que ne le comporte notre travail pour énumérer les types variés de chaque manifestation individuelle.

DURÉE DE LA MALADIE.

La maladie n'a pas non plus, on doit le comprendre, une durée fixe ; elle varie également selon la cause réelle, selon l'individu, selon, surtout, la plus ou moins grande fréquence des pertes ; mais on peut dire d'une manière générale qu'elle dure un certain nombre d'années et qu'elle ne guérit jamais d'une manière spontanée.

Mais ce que l'on peut dire aussi, c'est que l'état d'affaiblissement dans lequel se trouve l'organisme , prédispose singulièrement à toutes les maladies, et que, par suite, la plus légère indisposition, qui n'aurait qu'un faible retentissement sur un tempérament vigoureux , peut dégénérer en maladie grave chez l'homme affecté de pertes séminales, alors que ces pertes ont amené un dépérissement qui a été nommé à juste titre l'état de *misère physiologique.*

DIAGNOSTIC.

Alors que la science ne possédait pas les divers et puissants moyens que la *microscopie* et la *chimie organique* lui ont fournis, on a pu confondre avec les pertes séminales, des maladies qui ont avec elles certains points de ressemblance, telles que la *glycosurie*, le *catarrhe vésical*, *certaines inflammations* chroniques de ·l'*urèthre*, etc.

Mais après un examen physique et microscopique des plus minutieux, et surtout après l'examen du *liquide excrété*, ainsi que de l'*urine*, on arrive toujours à un diagnostic assez sérieux pour pouvoir instituer un traitement efficace.

TRAITEMENT DE LA SPERMATORRHÉE.

On a cherché à faire cesser l'*éréthisme* génital qui existe presque toujours dans la maladie qui nous occupe.

La cautérisation par la méthode de Lallemand, qui trouve son indication dans un certain nombre de circonstances, et a une action véritablement héroïque dans quelques cas qui résistent à tous les autres moyens, n'est pourtant pas toujours applicable; il ne faut employer cette méthode que pour des cas spéciaux parfaitement définis.

Le traitement de cette affection doit être institué d'après des vues beaucoup plus élevées

et doit varier, on le comprendra, selon sa cause
connue ou soupçonnée, et selon le diagnostic
qu'il sera possible d'établir.

D'après ces idées la thérapeutique de cette
affection a fait de grands progrès, et il a été possible de rendre complétement à la santé, à la
tranquillité d'esprit, des malades incapables de
toutes occupations, et présentant quelquefois
des symptômes évidents d'aliénation mentale.

TRAITEMENT DE LA SPERMATORRHÉE CAUSÉE PAR DES OXYURES VERMICULAIRES DANS LE RECTUM.

Lorsque les malades éprouvent de vives démangeaisons au pourtour de l'anus, que l'on y
aperçoit une certaine rougeur, ou que le malade a remarqué dans ses selles, de petits vers
blancs, longs de quelques millimètres, on doit
employer d'abord des lavements d'eau froide
pure, ou préparés avec une décoction d'*armoise*,
ou bien encore avec la solution suivante :

Chlorure de sodium de. . . 1 à 3 cuillerées.
Eau.. . . . . 1 litre.

On prend de cette solution la quantité nécessaire pour un grand lavement, que l'on
garde un quart d'heure environ.

Dans quelques cas ces moyens ne suffisent
pas, et il est nécessaire de formuler d'autres
lavements composés selon les indications.

Nous avons réussi un grand nombre de fois,
en faisant prendre au malade des *lavements
huileux* cinq ou six heures après le dernier
repas; les oxyures vermiculaires descendant
à ce moment avec les matières excrémen-
tielles, dans la portion inférieure du gros intestin.

DE L'ECZÈMA.

ECZÈMA DES PARTIES GÉNITALES ET DE L'ANUS.

L'*eczèma* est une affection vésiculeuse de la peau, très-commune, et qui offre souvent une certaine difficulté dans son traitement.

Elle présente plusieurs formes, et on les a toutes confondues autrefois sous le nom de *dartres*.

Cette affection est caractérisée par une éruption de vésicules, accompagnée le plus souvent d'un *suintement* de liquide, de légères *excoriations*, et, dans quelques cas rares, de *croûtes légères*.

L'*eczèma* se montre surtout à l'âge adulte ; il se développe généralement, dans les saisons chaudes de l'année ; il n'est pas contagieux. On a divisé cette maladie en *eczèma aigu* et en *eczèma chronique*, qui ont été divisés eux-

mêmes en diverses formes, selon le siége, la
marche, et le développement de l'affection ;
nous ne nous occuperons que de l'*eczèma* qui
a son siége aux *parties génitales* et à l'*anus*.

Les personnes atteintes d'*hémorrhoïdes*
sont sujettes à cette affection ; les vésicules
qui se forment à la marge de l'anus et en-
vahissent les organes génitaux, causent un
sentiment de *prurit* brûlant, un malaise in-
tolérable, qui donnent au malade des idées de
tristesse et quelquefois de suicide.

L'*eczèma* de l'*anus*, affection très-légère,
s'accompagne pourtant de symptômes tellement pénibles, que beaucoup de malades supportent difficilement la démangeaison qu'il
occasionne, et ils sont entraînés irrésisti-
blement à se gratter, à se déchirer avec les
ongles.

Cette éruption vésiculeuse, irritée par un
frottement incessant, offre un aspect inflammatoire très-intense dans beaucoup de cas, et
le *prurit* s'exaspère après le repas. Souvent ce
prurit augmente sous l'influence des plus légères modifications atmosphériques.

Les parties génitales sont le siége d'une *sé-crétion sébacée*, qui présente parfois un caractère d'irritation très-vive.

Il survient assez fréquemment aussi des éruptions *vésiculeuses* qui occupent le *pénis*, la partie supérieure et interne des *cuisses*, et qui occasionnent des douleurs excessivement cuisantes, que le moindre mouvement exaspère.

Il y a des cas où la moindre érection produit des déchirures du derme, et l'inflammation détermine des gerçures qui peuvent occasionner des *hémorrhagies* abondantes.

L'*eczèma* de ces parties peut même, lorsqu'il devient permanent, causer un *priapisme* dangereux.

TRAITEMENT DE L'ECZÈMA.

Le traitement de cette affection, lorsqu'elle est légère, consiste surtout en *bains émollients locaux*, en laxatifs légers, tels que *l'huile de ricin, l'eau de Sédlitz, de Pullna;* des bains *gélatineux, alcalins*, des lotions *boratées*, des

applications de cataplasmes de *pulpe de gui-*
mauve, de *fécule*, suffisent généralement ; mais
il est utile, dans quelques cas, de recourir à des *émissions sanguines générales* ou *loca-*
les, à des *lotions narcotiques*, qu'un médecin
seul peut prescrire.

Du reste, on ne peut obtenir de modification
avantageuse durable, qu'en tenant compte des
états divers de l'enveloppe tégumentaire, et
surtout en observant avec soin l'état des organes de la digestion, qui sont liés intimement
avec *l'appareil dermoïde*, par des sympathies
évidentes.

DE L'IMPUISSANCE CHEZ L'HOMME.

(Anaphrodisie).

On donne ce nom à l'impossibilité d'exercer le *rapprochement sexuel* ; on a quelquefois confondu à tort l'*impuissance* et la *stérilité*, mais aujourd'hui tous les auteurs sont d'accord pour désigner sous le nom d'*impuissance*, une *syncope génitale* qui est caractérisée, par l'inaptitude à opérer une *copulation fécondante*, inaptitude due à un défaut des conditions nécessaires à la consommation de cet acte.

Il existe chez les deux sexes diverses sortes d'impuissance ; elle peut être *absolue* ou *relative*, *constitutionnelle* ou *locale*, *directe* ou *indirecte*, *permanente* ou *passagère*.

Cet état peut tenir soit 1° à l'absence des organes génitaux ou à leur mauvaise conformation, alors elle est *absolue;* 2° à l'imperforation du *gland;* mais surtout au *défaut de faculté érectile du pénis.*

La petitesse naturelle de cet organe ni sa *longueur* ou sa *grosseur* excessives ne sont considérées comme causes d'impuissance à moins que ces imperfections ne soient tout à fait *anomales.*

On a vu quelquefois la direction vicieuse du pénis soit en *bas,* en *haut* ou de *côté,* être une cause d'impuissance. Cette direction vicieuse, qui est du reste très-rare, a généralement été causée par le peu de longueur du *frein,* ou une *dilatation anomale* d'une portion des corps caverneux.

Quelquefois il se développe sur le pénis des *tumeurs* de natures diverses, alors la cessation de l'impuissance est sous la dépendance du traitement et de la guérison de ces tumeurs.

L'*épispadias* et l'*hypospadias* (*siége anomal du méat urinaire*), ne sont pas toujours une cause d'impuissance absolue, à moins que l'ouverture de l'urèthre ne se trouve située à une distance trop grande de son siége habituel, et il existe un grand nombre d'observations qui prouvent que des hommes affectés de ce vice de conformation ont pu procréer plusieurs enfants parfaitement constitués.

Le *phimosis* et le *paraphimosis*, congénitaux ou accidentels, de même que l'*adhérence du prépuce* au gland, sont des causes d'impuissance si l'art n'intervient pas pour les faire cesser.

L'impuissance constitutionnelle, appelée aussi *frigidité*, dépend de la débilité générale qui frappe tous les appareils de l'économie; cette sorte d'impuissance cause naturellement et se joint à la *stérilité*.

L'exagération du *tempérament lymphatique* prédispose à cet état, et c'est surtout chez les individus nés de parents trop âgés ou épuisés par les excès, que l'on rencontre cette *anaphrodisie* native.

Diverses *maladies chroniques* amènent l'impuissance à leur suite.

L'abus que beaucoup de jeunes gens font de leurs facultés génératrices amène, à un âge peu avancé, l'inertie des organes génitaux, l'absence d'érectilité du pénis, causée par la paralysie ou l'affaiblissement des muscles qui coopèrent à l'érection.

Mais c'est surtout l'habitude honteuse de la *masturbation*, des jouissances anticipées, qui fait disparaître les attributs de la virilité.

Il existe des cas d'impuissance où l'*érection* s'opère parfaitement, mais la *liqueur prolifique* au lieu d'être *dardée* à une distance plus ou moins grande, sort pour ainsi dire en *bavant*.

Cette sorte d'impuissance est presque toujours produite par une paralysie des muscles du périnée, le *releveur de l'anus, transverse du périnée, ischio et bulbo caverneux*, et, lorsqu'elle est causée par les progrès de l'âge, des causes *générales* ou *locales d'épuisement,* elle réclame un traitement approprié à chaque état particulier, traitement qui réussit dans le plus grand nombre de cas.

Plusieurs causes *pathologiques* peuvent aussi s'opposer à l'acte générateur.

Certains *rétrécissements* de l'urèthre, un *engorgement* de ses parois, en empêchant l'émission régulière du sperme, peuvent le refouler en arrière et le faire arriver dans la vessie, d'où il ne s'écoule qu'avec les urines ; des *cicatrices* provenant d'*ulcérations gonorrhéiques*, peuvent se former dans un point de l'urèthre, où se trouvent les orifices des *canaux éjaculateurs*, les oblitérer et en changer la direction ; cette dernière altération que l'on ne peut le plus souvent que soupçonner pendant la vie est complétement au-dessus des ressources de la médecine.

Des tumeurs de la *glande prostate*, des *concrétions* situées dans cette glande peuvent s'opposer à la libre émission du sperme.

L'impuissance peut encore être causée par *l'absence* des testicules, leur *atrophie*, leur *dégénérescence cancéreuse*, *tuberculeuse*, *syphilitique* ; dans ces divers cas les désirs peuvent exister, le pénis entrer en érection, et la copulation se produire *en apparence*.

L'absence des testicules dans les bourses n'est pas toujours une cause d'impuissance ; il existe des individus dont les glandes testiculaires s'arrêtent soit à l'*ouverture* du *canal in-*

guinal soit dans ce canal lui-même ou dans l'abdomen, et dont les *facultés génésiques* sont malgré cela complétement normales.

La *dégénérescence cancéreuse* des testicules est une cause *absolue* d'impuissance lorsqu'elle attaque *à la fois* les deux glandes ; mais on a confondu quelquefois une affection du *scrotum* ou des tuniques qui forment l'*enveloppe* des testicules avec celle de la glande, et cela expliquerait la puissance fécondante de malades que l'on croyait être atteints de *sarcocèle double*, et qui, par conséquent, devaient être complétement impuissants.

Des *saignées abondantes*, des *hémorrhagies*, des *évacuations abondantes* peuvent causer l'impuissance.

Les *températures extrêmes* peuvent aussi la causer, quoique une chaleur constante, qui pourtant affaiblit nos forces, semble dans les pays méridionaux exciter à un haut degré les facultés génésiques.

Plusieurs impressions morales produisent l'impuissance, mais alors le plus souvent elle n'est que momentanée. Les *méditations pro—*

fondes, la *solitude*, les *veilles excessives*, l'*exercice immodéré*, de même que les travaux assidus, sont peu favorables à l'acte générateur. Les anciens disaient que les muses étaient *vierges*, exprimant ainsi que les savants ont peu de dispositions pour l'amour physique, l'*encéphale* absorbant presque toute l'activité chez les gens d'études aux dépens des *organes génitaux*.

Quelquefois *l'excès des désirs* amène l'impuissance,. l'érection du pénis est tellement . forte que *l'éjaculation* ne peut avoir lieu au moment de l'acte sexuel, le.sperme ne pouvant franchir les *canaux éjaculateurs* à cause de cette trop grande vigueur d'érection.

Le *chagrin*, le *dégoût*, la *jalousie*, la *peur* sont aussi des causes d'impuissance. La *crainte* de mal s'acquitter de l'acte sexuel est souvent une cause d'*anaphrodisie*. Montaigne dit en parlant de l'influence de l'imagination dans ce cas : « *Je sais par expérience que tel ou de qui je puis répondre comme de moy-même en qui il ne pouvoit choir de soupçons aucuns de faiblesse, et aussi peu d'enchantement, ayant ouï faire le conte à un*

*sien compagnon d'une défaillance en quoi estoit
tombé sur le point qu'il en avoit le moins besoin,
se trouvant en pareille occasion, l'horreur de ce
conte lui vint à coup si rudement frapper l'imagination qu'il encourut une fortune pareille et de
là fut subjet à y rechoir, ce vilain souvenir de son
inconvénient le gourmandant et le tyrannisant. »*

L'exaltation de diverses passions occa-
sionne l'*anaphrodisie ;* l'*amour*, l'*amitié*, la *joie*,
la *colère*, l'*ambition*, etc., un *respect exagéré*
pour une personne aimée, la *timidité* peuvent
amener une impuissance passagère.

Les *excès alcooliques*, l'*abus* des *narcotiques*,
l'*ivresse profonde*, produisent l'impuissance.

TRAITEMENT DE L'IMPUISSANCE.

Le traitement, ou plutôt les divers traitements de l'*anaphrodisie*, sont aussi variés que
les causes nombreuses qui produisent la maladie.

Cette affection, qui est liée par tant de

points à la *spermatorrhée*, demande, pour être traitée d'une manière sérieuse, toute l'attention et tous les soins intelligents, d'un médecin consciencieux.

En effet, tels moyens qui sont parfaitement indiqués dans un cas spécial d'impuissance, seront nuisibles dans un autre cas, dont les *causes*, les *symptômes* seront de nature différente ; nous nous contenterons donc d'indiquer d'une *manière générale* les traitements qui nous réussissent le mieux dans notre pratique.

Lorsque l'impuissance a pour cause une *débilitation générale* : l'usage des *fortifiants*, des préparations *toniques*, *martiales*, rend de grands services.

Si l'affection paraît causée par un *affaiblissement local* : nous prescrivons des *lotions aromatiques*, l'emploi des *douches*, des *ablutions froides*, quelques *liniments stimulants* ; l'emploi modéré de préparations *aphrodisiaques*, des *frictions excitantes*, nous donnent d'excellents résultats ; nous insistons surtout sur une hygiène et une alimentation appropriées à chaque forme de la maladie.

Mais un des moyens qui nous réussissent le mieux dans les cas spéciaux de *faiblesse génésique par cause locale*, est l'emploi *méthodique* de la *faradisation*. Par cette méthode d'une simplicité extrême, nous avons obtenu des résultats inespérés, sur des malades qui avaient inutilement employé un grand nombre de traitements.

Nous le répétons, il est nécessaire pour traiter cette affection d'une manière sérieuse, que le médecin soit complétement éclairé sur ses *causes réelles*, et certaines questions délicates, relatives à cette maladie, ne peuvent être convenablement élucidées que pour chaque cas particulier.

DE LA BLENNORRHAGIE.

(Chaudepisse, écoulement, gonorrhée.)

On donne ces divers noms à l'*inflammation aiguë* du canal de l'urèthre, caractérisée par un écoulement de liquide muqueux, blanchâtre d'abord, plus ou moins abondant, avec douleur dans le canal, s'exaspérant au moment de l'émission des urines. Plusieurs auteurs donnent aussi à cette inflammation le nom d'*uréthrite*. Autrefois, et maintenant encore, on la désigne sous le nom de *gonorrhée*, car on l'avait confondue, avec les écoulements *spermatiques*.

Cette affection a soulevé et soulève encore relativement à sa nature plusieurs questions très-difficiles à résoudre d'une manière complète, et les esprits les plus sérieux et les plus autorisés, n'ont pas pu tomber d'accord sur

quelques points de l'*étiologie* de cette maladie,
malgré les discussions brillantes dont elle a été
l'objet.

En effet, beaucoup d'auteurs la regardent
comme une des formes de la *syphilis ;* un grand
nombre d'autres praticiens la considèrent,
dans le plus grand nombre des cas, comme le
produit de l'inoculation d'un *virus particulier*
complètement différent du virus syphilitique ;
enfin, il existe un certain nombre de médecins
qui ne voient dans cette affection qu'une inflammation simple.

Après de nombreuses discussions, ce qui
reste bien établi, c'est qu'un grand nombre
d'écoulements blennorrhagiques sont complétement exempts d'accidents syphilitiques ; qu'il
en est d'autres au contraire, qui donnent lieu à
ces accidents dans un temps plus ou moins li-
mité ; nous croyons, avec beaucoup de praticiens, que, dans le cas où ces manifestations
syphilitiques ont lieu, il existe sur la *muqueuse
uréthrale* un chancre qu'il n'est pas possible
d'apercevoir.

Ce qui reste également hors de doute, c'est

que la science possède aujourd'hui plusieurs
moyens efficaces de guérir la *blennorrhagie uré-*
thrale dans la très-grande majorité des cas,
quelle que soit, d'ailleurs, la cause qui ait pu la
produire, et que la guérison radicale est d'autant plus certaine que l'écoulement a été traité
plus promptement.

DES CAUSES DE LA BLENNORRHAGIE.

En parlant de la nature de cette affection
nous avons dit que, dans la grande majorité
des cas, elle se déclarait après un *coït-suspect;*
des causes diverses peuvent aussi amener l'inflammation du canal de l'urèthre : ainsi les
excès vénériens, surtout avec une femme atteinte de *fleurs blanches* (leucorrhée), ou effec-
tués à l'époque des règles; la masturbation, la
présence d'un calcul, l'introduction d'un corps
étranger, d'une injection irritante, l'usage immodéré de la bière. Les bains tièdes répétés peuvent donner naissance à une uréthrite aiguë ;
en outre, certains écoulements excrétés par
l'urèthre ont, ainsi que nous l'avons expliqué,

leur origine dans une inflammation des *voies urinaires*, de la *prostate*, etc.

SYMPTOMES DE LA BLENNORRHAGIE AIGUE.

Généralement vingt-quatre heures après un *coït suspect*, la blennorrhagie se déclare, plus rarement du jour au lendemain, et encore plus rarement au bout d'un mois.

Dans quelques cas, l'écoulement n'est pas le premier symptôme, il y a des malades qui éprouvent d'abord une démangeaison particulière au commencement de l'urèthre, quelquefois de la pesanteur au *périnée*, de légers tiraillements dans les aines.

Mais le plus souvent c'est en apercevant la chemise maculée par le commencement de l'écoulement que les malades s'aperçoivent de l'affection dont ils sont atteints.

Dans d'autres cas, les malades, après avoir éprouvé une sensation de démangeaison, qui ne tarde pas à se convertir en une cuisson plus ou moins forte, surtout au moment de l'émission de l'urine, voient apparaître à l'orifice du canal un suintement d'une *mucosité filante*, *trouble*, qui se dessèche sur le linge et l'empèse ; cette humeur filante colle les lèvres du méat urinaire et le passage du premier jet de l'urine est toujours accompagné d'une vive douleur ; le gland se tuméfie, devient rouge près de l'orifice uréthral.

Dans beaucoup de cas, il y a des érections involontaires, excessivement douloureuses, la verge se courbe en sens divers, mais le plus souvent en bas (*chaude-pisse cordée*).

Le jet de l'urine est diminué, il change de direction ; quelquefois il existe une véritable rétention de ce liquide, si l'inflammation gagne la *portion prostatique* du canal.

Quelquefois l'écoulement, d'abord blanchâtre, devient *jaune*, puis *vert*, et, si la blennorrhagie est très-intense, on le voit se teindre de sang. Il peut même survenir une *hémorrhagie* véritable.

Ces divers symptômes de la blennorrhagie simple durent dix, douze, quinze et vingt jours, si un traitement convenable n'est pas suivi par le malade ; mais, dans quelques cas, ils diminuent peu à peu, l'écoulement redevient jaunâtre, puis blanc sale, et diminue de quantité.

Quelquefois aussi, il arrive que ce changement de coloration n'a pas lieu, et que le malade garde après la cessation de l'inflammation aiguë, un écoulement intermittent, quelquefois une simple goutte qui sort le matin (*goutte militaire*) au moment de l'émission de l'urine ; mais ce suintement a une tendance à se perpétuer et surtout à augmenter au moindre écart dans le régime et après le plus léger excès vénérien; il semble que le canal se soit habitué à cette sécrétion anormale qui constitue la *blennorrhagie chronique* appelée aussi *blennorrhée*.

COMPLICATIONS DE LA BLENNORRHAGIE AIGUE.

Nous indiquerons seulement les principaux accidents qui compliquent quelquefois cette affection, la description complète de plusieurs d'entre eux trouvant sa place dans des chapitres spéciaux.

Ainsi l'inflammation du canal de l'urèthre

peut amener la *dysurie*, *l'hématurie*, la *cystite* du col de la vessie, la *rupture du canal* de *l'urèthre*, des abcès *péri-uréthraux*, etc., etc.; en outre il survient souvent, pendant le cours d'une blennorrhagie aiguë, deux complications très-graves, l'une qui affecte les yeux, *l'ophthalmie purulente*, l'autre qui se fixe sur les articulations, *l'arthrite blennorrhagique*.

L'inflammation peut, en s'étendant du côté de la vessie, gagner les *uretères* et aller jusqu'aux reins (voir *néphrite*).

De même un des deux testicules, et plus rarement les deux à la fois, participent à cette inflammation, et sont atteints de ce que l'on a appelé *l'orchite* et *l'épididymite* (*chaudepisse tombée dans les bourses*) qui s'accompagnent souvent de fièvre très-intense.

Chez quelques malades, il apparaît un ou deux *bubons*, dont la suppuration, lorsqu'elle survient, offre une certaine persistance.

Dans des cas excessivement rares il se forme des abcès au *périnée*.

TRAITEMENT DE LA BLENNORRHAGIE AIGUE.

Un grand nombre de traitements ont été pré-
conisés contre cette affection, et il existe peu de
maladies dont la thérapeutique soit aussi riche
de moyens divers, de formules de toute espèce. Ainsi on a employé le *copahu*, *le cubèbe*
sous toutes les formes, les *injections*, les *lave-*
ments les plus variés, les *purgatifs dras-*
tiques, *l'eau de chaux*, le *chlorure* et le
sulfate de zinc, le *chloroforme*, le *camphre*,
divers *narcotiques*, *opium*, *belladone*, *jus-*
quiame, etc.

Au milieu de cette confusion de traitements,
nous avons fait un choix de la méthode que
l'expérience de nos maîtres et la nôtre nous
ont démontré être la plus efficace, et la plus
exempte de dangers.

Nous divisons le traitement en deux périodes ; dans la première, les accidents d'inflammation, ont. dès le début, une certaine
intensité ; dans la seconde, ces premiers accidents ont presque cessé, et l'écoulement, par

sa persistance, a une tendance à passer à *l'état chronique.*

TRAITEMENT DE LA PREMIÈRE PÉRIODE, OU PÉRIODE DITE INFLAMMATOIRE.

Lorsque le malade éprouve une vive douleur en urinant, que la verge devient turgescente, tuméfiée, douloureuse, qu'il se produit des érections constantes, qu'en même temps que ces symptômes locaux, il existe de la fièvre, nous nous trouvons presque constamment bien de faire suivre le traitement suivant : 1° poser de 15 à 25 sangsues au périnée; au besoin, on recommence le lendemain; on les laisse saigner largement; 2° prendre chaque jour un bain que l'on prolonge deux heures environ; 3° boire une décoction de graine de lin ou de mauve, environ un demi-litre dans l'espace de 12 heures; 4° s'abstenir de toutes boissons alcooliques, de mets épicés; et, souvent dans quelques cas, nous prescrivons une diète absolue, ainsi que le repos au lit; du reste, il est toujours bon, même dans les inflammations moyennes, d'éviter toute fatigue.

Généralement, ce traitement réussit à combattre les accidents les plus intenses en trois, cinq, ou huit jours.

Dans quelques cas, lorsqu'il existe des érections douloureuses, que la blennorrhagie tend à devenir *cordée*, nous prescrivons la potion suivante :

Camphre. . . . . . . } de chaque. . . . . 80 centigr.
Nitrate de potasse.. . }
    Jaune d'œuf. . . . . n° 1.

Broyez et ajoutez :
Eau de tilleul.. . . . . 180 gr.

A prendre : une cuillerée à bouche d'heure en heure ;

Ou on administre le lavement suivant :

    Camphre. . . . . 2 gr.
Délayez dans :
    Jaune d'œuf. . . . . n° 1.
    Ajoutez décoction de graine de lin.. . . . 500 gr.

Des bains locaux d'eau froide, des compres-

10.

ses froides, renouvelées souvent, donnent aussi
un soulagement très-prompt.

PRÉCAUTIONS GÉNÉRALES PENDANT LE TRAITEMENT.

Nous avons dit que les malades devaient
garder le repos et observer un régime sévère.

Il faut également qu'ils évitent les lectures
et les occasions *d'excitation* d'une nature quelconque pouvant provoquer des érections.

Il est indispensable de porter un suspensoir
pour que l'inflammation consécutive des testicules (*orchite blennorrhagique*) ait moins d'occasion de se produire.

Afin d'éviter toute cause d'érection, il faut
ne pas trop se couvrir dans le lit, et que le coucher soit plutôt dur que moelleux.

Une recommandation que nous ne saurions
trop répéter, c'est d'éviter avec le plus grand
soin de porter les mains aux yeux après avoir
touché la verge ou les linges qui sont souillés
par l'écoulement. Nous avons été témoin,
à l'hôpital de la Charité, de deux cas d'*ophthal-*

mie purulente, causés uniquement par cette cause, et l'inflammation fut si rapide, que, malgré le traitement savant et énergique de l'illustre chirurgien dans le service duquel les malades étaient placés, ils perdirent complétement la vue dans l'espace de trois à quatre jours.

Nous le répétons, on ne saurait se laver trop souvent les mains, lorsqu'on a un écoulement uréthral.

Il est également utile de changer très-souvent de linge, ou de remplacer fréquemment les bandes ou compresses que l'on emploie, afin que les surfaces muqueuses, ne soient pas en contact avec le *muco-pus* de la blennorrhagie.

Il est aussi très-utile de faire baigner la verge une ou deux fois par jour dans de l'eau froide; ensuite, on fera bien de la tenir relevée sur le ventre, avec une bande *à peine serrée* autour du corps.

TRAITEMENT DE LA DEUXIÈME PÉRIODE.

A cette période de la blennorrhagie, on donne

des boissons plus abondantes, des *diurétiques* légers.

Je prescris une décoction légère de *chiendent*, de *racine de fraisiers*, dans laquelle on fait dissoudre 50 centigrammes ou un gramme de nitrate de potasse.

Une infusion qui réussit bien est la suivante :

Bourgeons de sapin. . . . . 8 gr.

Faites infuser dans :

Eau. . . . . 1000 gr. (1 litre).

Ajoutez :

Nitrate de potasse. . . . . 1 gr.

on sucre avec un peu de sirop de gomme.

Les injections suivantes peuvent être prescrites et réussissent généralement; on en fait deux chaque jour.

Tannin. . . . .⎫
Sulfate de zinc. . . .⎭ de chaque. . . . . . 1 gr.

Eau de roses.. . . . . 200 gr.

Ou :

Sulfate de cuivre. . . . . 2 gr.

Eau commune. . . . . 500 gr.

Ou encore :

Acétate de plomb. . . . . 3 gr.
Eau de roses. . . . . 150 gr.

On fait une injection matin et soir, que l'on laisse deux ou trois minutes dans le canal. On peut, dans quelques cas, employer le copahu associé au cubèbe et nous prescrivons avec succès l'électuaire suivant :

Copahu. . . . . 30 gr.
Cubèbe. . . . . 45 gr.
Essence de matico. . . . . 2 gr.
Sucre en poudre. . . . . . suffisante quantité
  pour faire un électuaire que l'on prendra en
  trois jours dans du pain azyme.

Nous prescrivons les pilules suivantes dans des cas où l'écoulement persiste, et nous en avons obtenu d'excellents résultats, surtout chez les personnes à tempérament un peu lymphatique, ou légèrement débilité.

Térébenthine de Venise.⎫
Extrait de gentiane. . .⎬ de chaque. . . . . 8 gr.

Gomme kino. . . . . . .⎫
Sulfate de fer. . . . . .⎬ de chaque. . . . . 8 gr.

Faites des pilules de 10 centigrammes. On en prend 6 par jour en trois fois.

Les injections de solution d'*azotate d'argent*
à dose faible, donnent quelquefois de bons résultats dans les cas rebelles aux autres traitements.

Une règle dont il ne faut pas s'écarter dans
le traitement de la blennorrhagie, c'est d'avoir
le soin de se tenir toujours le ventre libre, au
moyen de quelques purgatifs légers, eau de
Sédlitz, limonade magnésienne, huile de ricin,
eau de Birmenstorff, etc.

Nous terminerons ici ce que nous avions à
dire de la blennorrhagie aiguë. En nous occupant de la *blennorrhagie chronique* ou *blennorrhée*, nous compléterons, autant que les limites
de cet ouvrage le permettent, ce qui concerne
les écoulements persistants de l'urèthre, et
leurs principales complications.

Le nombre considérable de blennorrhagies
qui se guérissent sans laisser de traces, par les
moyens que nous avons indiqués, nous auto-
rise, à l'exemple d'un grand nombre de praticiens, à ne considérer comme étant d'origine
syphilitique, que les écoulements qui s'accompagnent d'accidents secondaires, et à ne pre-

scrire un traitement *anti-vénérien*, que lors de l'apparition de ces symptômes.

DE LA BLENNORRHÉE

ou blennorrhagie chronique.

Le mot de *blennorrhée* est employé pour désigner l'écoulement chronique qui succède à la blennorrhagie aiguë.

Dans certains cas la blennorrhée se montre primitivement à l'état chronique, c'est-à-dire sans aucun caractère inflammatoire. Cette affection est excessivement fréquente.

CAUSES DE LA BLENNORRHÉE.

Le tempérament *lymphatique*, *strumeux*, les excès de toute nature, surtout les excès vénériens, les blennorrhagies aiguës (*chaude-pisse*) négligées, sont les causes directes de la blennorrhée. Toutes *les excitations des parties génitales*, l'entretiennent ou l'aggravent.

Certaines injections administrées intempestivement produisent le même effet morbide, et dans beaucoup de cas nous avons vu des *rétré-cissements* du canal de l'urèthre perpétuer cette affection.

Nous verrons, en traitant des *pertes séminales*, que l'inflammation chronique de la portion prostatique de l'urèthre produit aussi cette maladie.

L'inflammation s'étend à une profondeur variable : quand elle a pour siége la *fosse naviculaire*, nous arrivons à tarir en quelques séances des écoulements datant de plusieurs années, et qu'aucun traitement interne ou externe, n'avait réussi à amoindrir.

SYMPTÔMES.

Chez un grand nombre de malades, les symptômes consistent simplement en un écoulement peu abondant, quelquefois un léger suintement qui se montre le matin, ou à certains moments de la journée. Lorsque le malade n'a pas uriné depuis longtemps, et qu'il presse le canal d'arrière en avant, il apparaît une goutte au méat ur.naire qui est à ce moment souvent collé par la même matière desséchée.

Il y a certains malades dont le canal est constamment humecté par un suintement qui ressemble beaucoup au sperme, suintement dont la production ne cause aucune douleur.

Généralement, le liquide excrété est d'un blanc légèrement jaunâtre, quelquefois gris.

La santé n'est pas altérée si l'affection ne se complique d'aucune lésion des vésicules séminales. Pourtant, nous avons observé beaucoup de malades qui, croyant avoir des pertes séminales, étaient en proie à une tristesse profonde, et auxquels il fallait presque faire, une ou plusieurs leçons d'anatomie physiologique, pour leur prouver clairement qu'ils n'avaient qu'une affection simple de l'urèthre, sans aucun rapport actuel avec l'affection qu'ils redoutaient.

Cetté maladie est quelquefois très-difficile à guérir, et il est nécessaire d'établir un diagnostic aussi exact que possible, afin d'instituer une médication qui puisse agir sur la partie où siége l'inflammation.

11

TRAITEMENT DE LA BLENNORRHÉE.

Un grand nombre de moyens ont été employés pour combattre cette affection ; et, lorsque celle-ci a résisté aux agents que nous employons dans la deuxième période de la *blennorrhagie aiguë*, nous cherchons s'il n'existe pas dans l'état général du malade une cause d'affaiblissement qu'il importe de faire disparaître pour obtenir un résultat.

En effet, il suffit quelquefois chez certains malades débilités, de faire subir une transformation à l'hygiène, d'ordonner des toniques, pour que l'écoulement, qui résistait à tous les traitements locaux, se tarisse en peu de temps.

Il existe un préjugé chez beaucoup de malades, qui croient que l'emploi des injections amène fatalement des rétrécissements du canal de l'urèthre.

On ne saurait trop combattre une semblable erreur ; la cause réelle des rétrécissements, réside complétement dans l'inflammation chronique, cause de ces suintements que certains malades conservent des années sans y apporter aucun soin.

Une injection qui nous réussit fréquemment est celle-ci :

Cachou. . . . . 12 gr.
Eau distillée. . . . . 160 gr.

Il faut retenir le liquide deux minutes dans le canal.

Dans beaucoup de cas, il est nécessaire de recourir aux préparations ferrugineuses à l'intérieur; les bains froids, les bains de mer conviennent dans beaucoup de cas.

Lorsque nous soupçonnons une lésion de la portion prostatique de l'urèthre, nous pratiquons une légère cautérisation de cette portion du canal, et il est rare que la maladie récidive.

La cautérisation de la fosse naviculaire, par notre procédé, est également héroïque dans des cas où toute espèce de traitement avait échoué.

Une préparation, dont nous avons retiré de très-bons effets, est celle-ci :

Térébenthine de Venise.⎱
Extrait de gentiane. . .⎰ââ. . . . . . . 8 gr.

Gomme kino. . . . . .⎱
Sulfate de fer. . . . . .⎰ââ. . . . . . . 8 gr.

Faire des pilules de 10 centigrammes : on en prend cinq trois fois dans la journée.

Ces pilules redonnent promptement une grande plasticité au fluide nourricier de l'économie, et certains écoulements rebelles ont cédé à ce moyen assez promptement.

Les préparations de *matico* conviennent aussi dans beaucoup de cas; nous prescrivons souvent avec succès les pilules de *térébenthine cuite* et la tisane de *bourgeons de sapin.*

DE LA BALANO–POSTHITE
(*Balanite*).

On désigne sous ce nom l'*inflammation* du *gland* et du *prépuce*.

Cette affection est causée le plus souvent soit par le *coït* avec une femme affectée de blennorrhagie, soit, dans quelques cas, lorsque l'acte sexuel est exécuté au *moment des règles*, ou encore si la femme a des *flueurs blanches* (*leucorrhée*); les *excès vénériens*, la *masturbation*, peuvent également la produire; chez quelques malades cette inflammation a pour cause unique l'accumulation de *matière sébacée* entre le prépuce et le gland.

Cette affection, qui accompagne quelquefois certaines *blennorrhagies*, offre peu de gravité, et quelques lotions avec de *l'eau blanche*, des injections d'eau fraîche répétées, suffisent dans la plupart des cas; quelquefois, pourtant, il est nécessaire de toucher légèrement les surfaces enflammées avec l'*azotate d'argent*, et d'interposer un peu de charpie fine, afin de les isoler.

DES RÉTRÉCISSEMENTS DU CANAL DE L'URÈTHRE.

Les diamètres du canal de l'urèthre peuvent être modifiés, diminués par plusieurs causes ; on décrit généralement quatre variétés principales de rétrécissements : 1° les *rétrécissements symptomatiques*, 2° *spasmodiques*, 3° *inflammatoires*, 4° *organiques*. Nous ne ferons que mentionner les *rétrécissements symptomatiques*, qui sont toujours produits par la pression d'une tumeur située dans le voisinage de l'urèthre, leur guérison étant sous la dépendance de la cause qui les produit.

DES RÉTRÉCISSEMENTS SPASMODIQUES.

Cette espèce de rétrécissement se rencontre principalement chez des sujets *nerveux*, facilement irritables ; on les voit souvent survenir chez les personnes qui sont adonnées aux *excès vénériens*, à la *masturbation*. Quelques auteurs ont nié cette espèce de rétrécisse-

ment, mais le plus grand nombre de praticiens les admettent, et, pour notre part, nous
en avons rencontré plusieurs cas très-réels,
que nous avons pu faire disparaître en admi-
nistrant des préparations *anti-spasmodiques*.

Vidal (de Cassis) décrit ainsi, avec une
grande précision, les principaux symptômes
de cette forme de rétrécissement : « Tantôt
l'excrétion de l'urine se fait goutte à goutte,
tantôt le jet du liquide est fort et volumineux.
Il arrive souvent que le jet de l'urine est brus-
quement interrompu à l'occasion d'une émotion morale, de l'impression du froid. Le *ca-*
thétérisme se fait avec la plus grande facilité
dans certains cas; dans d'autres moments,
l'instrument introduit dans l'urèthre est arrêté
dans sa marche par un obstacle qu'il est impossible de vaincre, jusqu'à ce qu'il s'opère
une sorte de détente qui permette à la sonde
ou à la bougie d'avancer. »

Ce sont bien là les symptômes d'un *spasme*,
et il est difficile de faire entrer cette affection
dans une autre classe de rétrécissements; du
reste, la discussion porte plutôt sur l'interpré-

tation du mode de production des *rétrécisse-*
ments spasmodiques que sur leur existence
réelle.

TRAITEMENT DES RÉTRÉCISSEMENTS
SPASMODIQUES.

On doit d'abord prescrire des *bains tièdes,*
prolongés pendant une heure et demie au
moins; on administre un ou plusieurs *lave-*
ments opiacés; quelquefois, il est utile de faire
poser dix sangsues au périnée, et si la rétention d'urine a une tendance à se prolonger, on
doit pratiquer le *cathétérisme,* avec une sonde
un peu grosse.

DES RÉTRÉCISSEMENTS INFLAMMATOIRES.

Cette sorte de rétrécissement survient le
plus souvent pendant le cours d'une inflammation de l'urèthre, *blennorrhagie, uréthrite*
simple, à la suite d'excès, de fatigue; la membrane muqueuse qui tapisse le canal de l'urèthre se tuméfie, et les malades éprouvent une
difficulté très-grande pour uriner; dans beau-

coup de cas la miction est complétement impossible.

Et si l'on tente d'introduire une sonde, ou
une bougie, on rencontre un obstacle qu'il est
impossible de vaincre, et on détermine de
vives douleurs.

TRAITEMENT DES RÉTRÉCISSEMENTS
INFLAMMATOIRES.

Le repos absolu, des bains tièdes, quelques
cataplasmes, au besoin des sangsues au périnée, suffisent, en général, pour faire cesser
cette affection en peu de jours.

DES RÉTRÉCISSEMENTS ORGANIQUES.

Cette espèce de rétrécissement a une importance extrême : elle est caractérisée par
une diminution lente et progressive du diamètre de l'urèthre; cette diminution de diamètre est causée elle-même, soit, par une *con-*
tusion, un *traumatisme*, la *rupture* du canal de
l'urèthre, *certaines cautérisations violentes*; mais
c'est surtout l'*inflammation chronique* du canal,

la *blennorrhée (goutte militaire)*, les *érections* trop prolongées et les *excès vénériens*, qui en sont la cause fréquente.

C'est généralement la *membrane muqueuse* uréthrale qui est altérée, elle devient plus épaisse, plus dense, elle a perdu sa souplesse; en même temps que la membrane muqueuse il existe un épaississement, une *induration* des tissus *sous-jacents*, même dans quelques cas ce sont ces tissus seuls qui sont altérés, lorsque l'affection dure depuis quelque temps, et que la membrane muqueuse a repris son aspect physiologique (*voir la planche ci-contre*), et ils constituent seuls l'obstacle à la libre sortie de l'urine. On observe surtout cette affection chez l'homme adulte, elle est rare chez les femmes, et encore plus rare chez les enfants.

Les rétrécissements organiques peuvent être *complets* ou *incomplets*.

Ils peuvent occuper toute la circonférence du canal de l'urèthre, ou ne s'être développés que dans une partie de cette circonférence; ils peuvent siéger soit à la région *bulbo-membra-neuse* (ce sont ceux que nous avons le plus

FIGURE 9.

Représentant un rétrécissement fibreux du canal de l'urèthre.

(Coupe médiane.)

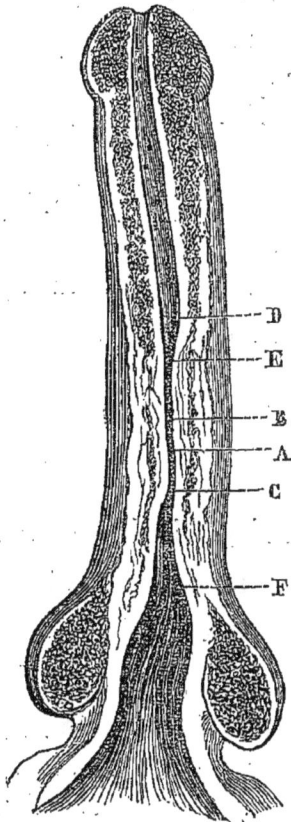

D. Portion libre du canal.
E. C. Limite du rétrécissement.
B. Tissu fibreux qui forme la coarctation.
A. Corps spongieux.
F. Portion membraneuse de l'urèthre dilatée.

souvent observés) soit à la *fosse naviculaire*, au *méat urinaire*, à la *racine de la verge*.

Lorsque le rétrécissement est *complet*, il ne laisse pas sortir une seule goutte d'urine, et les bougies et les sondes les plus fines ne peuvent le franchir.

Lorsque le rétrécissement est *incomplet*, le malade peut encore uriner goutte à goutte, quelquefois le jet de l'urine quoique *filiforme,* permet pourtant de vider la vessie dans un temps plus ou moins long.

SYMPTÔMES DES RÉTRÉCISSEMENTS.

Le jet de l'urine diminue de volume, il est plus délié, filiforme, sa direction est changée, sa forme l'est aussi, il est quelquefois *aplati* ou tortillé en *vrille*, en *spirale;* dans quelques cas il existe deux jets et même davantage, qui s'enroulent, et convergent ensemble; souvent il se bifurque, il devient *fourchu,* comme le disait Ambroise Paré. Ces premiers symptômes prennent le nom de *dysurie;* plus tard l'urine ne sort que goutte à goutte, et cette période de l'affection a été nommée *strangurie* ou *pisse-goutte* des anciens.

S'il y a impossibilité absolue d'uriner, cette forme prend le nom d'*ischurie*.

Le plus souvent il reste dans le canal de l'urèthre en arrière du rétrécissement, une quantité plus ou moins grande de liquide qui s'écoule après la contraction de la vessie.

Une émotion vive, un changement de température ont quelquefois de l'action sur la miction de l'urine; J.-L. Petit parle d'un malade qui ne pouvait uriner que dans la cave, ou en appliquant ses cuisses contre un vase froid; au contraire, il faut à d'autres malades la température élevée d'un appartement, pour que la miction puisse s'effectuer. On peut dire aussi d'une manière générale, que les malades sont plus tourmentés pendant l'hiver.

Les rétrécissements du canal de l'urèthre emportent surtout une extrême gravité, par les conséquences désastreuses qu'ils peuvent avoir sur toutes les parties de l'appareil uro-génital; on ne saurait trop y insister, et nous allons les

énumérer aussi complétement que le comporte
cette étude.

1° Il existe presque toujours une *inflammation* de la membrane muqueuse, derrière le
rétrécissement, et par suite un écoulement,
un suintement plus ou moins prononcé d'un
liquide *séreux*, *muco-purulent* ou *purulent ;*
cette matière apparaît surtout le matin ; si le
rétrécissement est considérable, la matière de
cet écoulement se mélange à l'urine et est ex-
pulsée avec ce liquide.

2° Il existe également derrière le rétrécissement, une *dilatation* du canal, qui peut être
très-prononcée, puisque dans certains cas
on a pu la confondre, à première vue, avec la
vessie elle-même : cette dilatation de la portion du canal *postérieure* au rétrécissement, a
des inconvénients de plusieurs natures. D'a-
bord l'urine s'amasse dans sa cavité, y sé-
journe plus ou moins longtemps ; cette *stagnation* lui fait subir des altérations dans ses éléments constitutifs, et il en résulte pour la *surface muqueuse*, qui se trouve en contact immédiat avec cette urine altérée, un redoublement

d'inflammation; puis ces dilatations peuvent
en ramollissant cette membrane muqueuse y
produire des *poches*, des *cellules*, quelquefois
des abcès, et, par suite des *fissures*, des *déchirures* du canal.

3° Les *valvules* du col de la vessie, et les
saillies que l'on rencontre dans la *région prostatique* se forment généralement par le même
mécanisme.

4° La vessie subit aussi de graves altérations. L'irritation de la muqueuse uréthrale
peut s'étendre à celle de ce viscère, des ramol-
lissements s'effectuer, ou les parois de cet organe être le siége d'une *hypertrophie* excessive,
ou bien, dans d'autres cas, *s'amincir* considéra-
blement; il peut exister une *hypersecrétion* de
matières *muco-purulentes*, très-abondante,
analogue à ce que l'on observe dans certains
catarrhes de la vessie.

5° Les *uretères*, et les reins eux-mêmes,
peuvent participer à cette dilatation et à cette
inflammation; il existe des observations de
néphrite aiguë, qui ont eu pour unique cause
un *rétrécissement organique* de l'urèthre.

Il existe de la douleur dans beaucoup de cas et elle a son siége à la partie *antérieure*, près du méat urinaire; quel que soit le point précis où existe le rétrécissement, cette douleur a, dans quelques cas un retentissement dans le voisinage de l'*anus*, au *périnée*, et si la *prostate* participe à l'inflammation, il existe un sentiment de pesanteur incommode, au voisinage du rectum; si le rétrécissement a son siége au devant du *bulbe*, la douleur se fait sentir dans les *bourses,* dans l'*aine*, à l'*hypogastre,* et le long de la *verge*.

Le *canal intestinal* subit aussi dans, beaucoup de cas, des modifications dans ses conditions physiologiques. Les efforts que fait le malade pour expulser l'urine amènent mécaniquement la production de *selles* involontaires, ainsi que la *procidence* de la *muqueuse rectale*.

La fièvre peut survenir, fièvre qui affecte le type intermittent, et qui s'explique par la résorption, dans le torrent circulatoire, d'une partie de l'urine altérée dans ses éléments, et devenue alors *matière toxique*.

L'inflammation des veines du col vésical qui

se produit également dans ces cas, pourrait donner lieu aux mêmes symptômes.

Le fluide séminal est modifié comme l'urine, dans son émission. Le rétrécissement le plus léger, arrête l'éjaculation, et le sperme s'écoule en bavant alors que l'érection a cessé ; ou bien si le rétrécissement est plus considérable, la liqueur prolifique rebrousse chemin, et tombe en partie dans la vessie.

Cette cause peut aussi, et nous en avons observé plusieurs exemples, amener une *incontinence spermatique* ; A. Dezeimeris a relaté une intéressante observation analogue. Nous verrons en traitant des véritables *pertes séminales*, que certaines *pollutions nocturnes* et même *diurnes* ont pour cause unique, des rétrécissements situés dans la région prostatique de l'urèthre.

Quelquefois aussi c'est le *liquide prostatique,* qui se trouve secrété en plus grande abondance, par suite de l'irritation qui existe dans la glande qui le produit ; cette *hypersecrétion* a plus d'une fois fait croire aux malades et à certains médecins que cette *prostatite* était

une *perte séminale*. Le traitement et la guérison du rétrécissement font promptement cesser
ces divers symptômes.

TRAITEMENT DES RÉTRÉCISSEMENTS ORGANIQUES.

Il existe et l'on admet cinq méthodes de
traitement des rétrécissements du canal de
l'urèthre ; ce sont : 1° *la dilatation;* 2° *la cautérisation;* 3° la *scarification;* 4° l'*incision;* 5°
l'*excision*. La description du manuel opéra-
toire de ces diverses méthodes dépasserait les
limites de cette étude, destinée surtout aux
personnes du monde, et, leur application
exigeant impérieusement les soins des hommes
de l'art, nous nous contenterons de dire que,
dans notre pratique, nous avons adopté presque exclusivement la méthode de *dilatation
graduée*, qui, peut-être, a l'inconvénient d'être
un peu plus longue, mais avec laquelle on
arrive à vaincre la plus grande partie des rétrécissements, et a l'avantage précieux de mettre
presque constamment le malade à l'abri de tout
accident ; nous ne repoussons pas les autres
méthodes d'une manière absolue, mais, comme

elles ont toutes, ou presque toutes, besoin d'employer la *dilatation* pendant les *premiers temps* de leur application, et que, lorsque le rétrécissement a commencé à se dilater, on peut continuer cette dilatation avec facilité, nous préférons l'employer comme méthode générale, d'autant plus que les autres méthodes ont également besoin de revenir à la *dilatation*, comme complément indispensable des traitements.

Si nous avons dit, *presque toutes* les méthodes exigent la dilatation au début, c'est qu'il existe quelques exceptions; ainsi dans certains rétrécissements absolument rebelles, comme ceux résultant de *cicatrices profondes* de l'urèthre, suite de *ruptures,* de *traumatisme,* etc., le tissu *inodulaire* qui forme ces cicatrices n'est susceptible d'aucune *extensibilité,* il faut rigoureusement alors employer une des autres méthodes, alors c'est *l'incision* qui nous paraît préférable; la *dilatation progressive* en est ensuite le complément indispensable.

Quelle que soit la méthode que l'on emploie

on ne doit pas promettre d'une manière absolue une guérison radicale ; cette affection est
sujette à récidives si le malade ne veut pas se
soumettre au *cathétérisme* répété de temps à
autre.

DE LA RUPTURE DU CANAL
DE L'URÈTHRE.

L'*inflammation chronique* du canal de l'urèthre peut produire un accident des plus graves,
et qui met souvent en péril la vie du malade;
nous voulons parler de la *rupture du canal de
l'urèthre*.

Il existe un certain nombre de faits qui
prouvent d'une manière irrécusable que la
*blennorrhagie chronique et les rétrécissements qui
en sont la conséquence* peuvent amener la rupture de ce canal, alors que des efforts répétés
de coït, en produisant une surexcitation de
l'appareil génital, y font affluer le sang en
quantité trop considérable, eu égard à cet état
maladif.

Le même accident a été observé, dans ce que
l'on appelle la *chaudepisse cordée*, alors que,
malgré une *courbure très-prononcée* de la verge,
les malades veulent se livrer à l'acte sexuel.

SYMPTÔMES DE LA RUPTURE DU CANAL
DE L'URÈTHRE.

Aussitôt que cet accident se produit, il survient immédiatement une *hémorrhagie* plus ou moins abondante, selon que la déchirure a eu lieu dans une plus ou moins grande étendue; quelquefois cet écoulement de sang est assez considérable pour amener une *syncope*.

Immédiatement les malades ressentent une *douleur* dans la *verge*, au *pubis*, et jusqu'au *rectum*.

Les *bourses*, le *périnée* s'infiltrent de sang, et l'urine n'est rendue qu'avec une vive douleur; puis survient une très-grande difficulté dans la miction et bientôt une *rétention complète d'urine*, occasionnée par les caillots de sang qui s'accumulent dans l'*urèthre*.

L'urine ne pouvant être éliminée par son ouverture naturelle, s'infiltre dans les tissus environnants, et donne lieu aux accidents les plus sérieux, des *abcès*, des *infiltrations urineuses*, quelquefois des *fistules* difficiles à guérir,

succèdent à cette infiltration ; mais le plus souvent, la rupture du canal de l'urèthre est aussi
le point de départ de *rétrécissements de nature
fibreuse,* qui cèdent difficilement à la *dilatation
progressive*, et qu'il faut alors traiter par des
méthodes appropriées ainsi que nous l'avons
dit.

TRAITEMENT DE LA RUPTURE DU CANAL
DE L'URÈTHRE.

Cette rupture exigeant les soins immédiats
les mieux entendus, et, étant toujours un *accident grave*, nous nous contenterons de dire
qu'il réclame toute la science d'un chirurgien
expérimenté, et que la description des divers
moyens à mettre en usage ne peut trouver sa
place dans cet ouvrage.

DE LA RUPTURE DU FREIN.

Lorsque le *frein,* ce replis membraneux qui retient le *prépuce* à la *verge,* est plus large et plus court qu'à l'état normal, il peut survenir sous l'influence de tiraillements violents, une rupture 'de cette attache du prépuce, et une *hémorrhagie* en être la suite, hémorrhagie qui ne présente généralement aucune gravité.

Le seul traitement efficace consiste en une abstention absolue de toute *copulation,* jusqu'à la parfaite *cicatrisation* de la plaie, cicatrisation qui a lieu très-promptement en employant un pansement simple, si les bords de la solution de continuité ont pu être réunis aussitôt la rupture effectuée.

DES POLYPES DE L'URÈTHRE.

Cette affection est rare et nous ne ferons que la signaler.

Quelques auteurs ont décrit ces *polypes* comme une conséquence de l'*inflammation chronique de l'urèthre,* et Nicod, dans un traité publié en 1836, a appelé l'attention des médecins sur ces faits peu connus avant lui.

Les symptômes de cette affection sont les mêmes que ceux des *rétrécissements* du canal de l'urèthre; dans beaucoup de cas, ils déterminent une douleur assez vive survenant sans cause appréciable, mais le plus souvent après la miction, qui est très-difficile à effectuer.

Dans quelques cas, le polype apparaît au méat urinaire, et il est facile de constater la nature de l'affection; souvent la végétation est située dans la profondeur du canal et le diagnostic offre alors une grande difficulté.

12

TRAITEMENT DES POLYPES DE L'URÈTHRE.

Selon les cas on emploie, la *ligature*, l'*excision*, la *cautérisation* ou l'*arrachement*.

La cautérisation est le plus souvent employée avec succès, lorsque le polype existe dans l'intérieur du canal; on la combine quelquefois avec les autres procédés afin d'empêcher toute récidive de la maladie.

HERPÈS DU PRÉPUCE.

(*Herpès præputialis.*)

On donne le nom d'*herpès,* à une éruption de vésicules qui se montrent assez fréquemment chez les individus adultes, *blonds, à peau fine et blanche, à tempérament nerveux.* Cette variété de l'*herpès* a été distinguée par *Biett* pour la première fois, et ce professeur a décrit deux états bien tranchés de cette affection, l'*état aigu* et l'*état chronique.*

ÉTAT AIGU.

Le plus ordinairement l'éruption se manifeste par la présence de *taches rouges,* dont la largeur dépasse rarement deux centimètres. Bientôt ces *taches* se recouvrent de petites *vésicules* de forme arrondie, transparentes; l'éruption a lieu soit à la *face externe* du prépuce, soit à sa *face interne;* dans le premier cas, l'inflammation est peu considérable, la *sé-*

rosité est promptement résorbée, et après une légère *desquammation*, et dans quelques cas la formation de petites *croûtes brunes*, peu persistantes, la maladie se termine sous l'influence d'un léger traitement, au bout de sept à huit jours environ.

Mais lorsque l'affection occupe la *face interne du prépuce*, l'inflammation est plus forte ; les plaques vésiculeuses se déchirent quelquefois, et il en résulte une *cuisson*, des *démangeaisons* qui disparaissent généralement après quelques jours d'un traitement local.

ÉTAT CHRONIQUE.

Cet état de la maladie est caractérisé par une suite d'éruptions successives, qui se manifestent à des intervalles divers ; le prépuce se *fronce*, *s'épaissit*, et dans quelques cas son ouverture est transformée en un anneau, qui se rétrécit peu à peu, et finit par permettre difficilement le passage de l'urine ; dans quelques cas l'orifice de cet anneau *épaissi*, ne correspondant plus à l'*ouverture* du *méat urinaire*, l'urine n'est pas chassée complétement, et

son émission occasionne des *démangeaisons* in-
supportables, de la *cuisson* et, parfois, d'assez
vives douleurs.

Il peut même survenir un *paraphimosis*
grave, par les efforts exagérés que l'on fait
pour découvrir le gland, efforts qui occasionnent souvent des déchirures très – douloureuses.

TRAITEMENT DE L'HERPÈS PRÆPUTIALIS.

L'*herpès præputialis* a une tendance à durer
excessivement longtemps, et en raison du
siége qu'il occupe, on l'a pris souvent pour
une manifestation de *nature syphilitique*, ce
qui conduisait naturellement à traiter cette
éruption par des cautérisations au moins inu-
tiles si ce n'est dangereuses.

A l'*état aigu*, l'herpès préputial est combattu
avec succès avec des lotions d'eau, additionnée
de quelques gouttes d'*acétate de plomb liquide*,
des injections d'*eau de guimauve*, des *bains
tièdes*, etc.

A l'*état chronique*, on emploie avec succès

12.

les *lotions alcalines*, les *bains sulfureux*. Quelquefois il est nécessaire de faire des onctions avec des pommades *résolutives ;* l'emploi d'une pommade à l'*oxyde de zinc*, au *précipité blanc*, est utile dans quelques cas. L'application du *collodion élastique* m'a donné un grand nombre de guérisons.

DE L'INCONTINENCE D'URINE.

Cette maladie est caractérisée par un écoulement *continu*, ou *intermittent* de l'urine, qui s'échappe involontairement, sans qu'il y ait *distension* préalable de la vessie.

On a divisé cette maladie en incontinence *complète* ou *incomplète*, selon que cet écoulement a lieu d'une manière continue, ou que l'émission se fait à des intervalles différents.

Cette maladie s'observe le plus fréquemment chez les enfants et chez les vieillards. L'homme en est plus souvent atteint que la femme.

CAUSES DE L'INCONTINENCE D'URINE.

L'incontinence d'urine apparaît sous l'influence d'un grand nombre de causes.

D'abord les lésions de *l'encéphale*, ou celles de la *moelle épinière* déterminent la paralysie du *sphincter vésical* ; il peut exister des *lésions organiques* de la vessie qui viennent également empêcher la contraction de son *sphincter*, et, donner lieu à cette affection ; les *excès sexuels*, la *masturbation*, l'abus des *aphrodisiaques* peuvent la causer.

On l'observe quelquefois aussi, à la suite de *contusions violentes* du périnée.

Ainsi que nous l'avons dit, l'*inflammation chronique* de la vessie, les *calculs vésicaux*, la *névralgie du col*, déterminent une contraction permanente des *fibres musculaires vésicales*, et l'écoulement de l'urine a lieu d'une manière incessante; c'est l'*incontinence complète*.

SYMPTOMES DE L'INCONTINENCE D'URINE.

Le principal symptôme de cette affection est l'*impossibilité* de conserver l'urine dans son réservoir; les malades n'éprouvent quelquefois aucune douleur à moins qu'il y ait complication d'une autre affection.

On observe aussi une incontinence d'urine dite par *regorgement;* la vessie se trouvant distendue outre mesure, l'urine s'échappe goutte à goutte; cette variété de la maladie s'observe souvent chez les viellards, et elle est causée

FIGURE 12.

Représentant une sonde à double courant.

Cet instrument sert à introduire rapidement, et à faire passer dans la vessie les injections diverses, que l'on emploie dans le traitement du catarrhe vésical, de l'incontinence d'urine, etc.

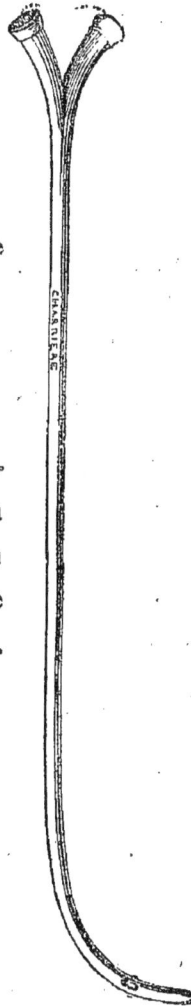

dans la plupart des cas par l'*hypertrophie de la prostate.*

Les malades atteints de *calculs vésicaux* éprouvent souvent cette *fausse incontinence.*

TRAITEMENT DE L'INCONTINENCE D'URINE.

Le traitement de cette affection diffère selon que l'incontinence est *continue* ou *intermittente.* Lorsque l'écoulement est continu, la maladie peut être due à un *relâchement*, une *atonie* du col de la vessie; alors nous faisons faire avec succès des *applications aromatiques* sur le périnée, on administre en même temps les *toniques*, le *quinquina*, le *fer.*

Si l'on soupçonnait l'existence d'un *calcul*, après une exploration attentive, le seul moyen de guérison serait l'extraction du corps étranger.

Lorsque l'incontinence est le résultat d'une *sensibilité nerveuse* exagérée, on fait généralement cesser cet état d'irritabilité par des *bains tièdes prolongés*, des *lavements anti-spasmodiques*, le *diascordium* à la dose de 1 à 4

grammes, les *injections froides,* avec une sonde
à *double courant,* moyens qui sont parfois
héroïques.

Les préparations de *noix vomique* rendent de
grands services dans cette affection, surtout
dans sa forme *intermittente.*

La *belladone,* la *résine de mastic* donnent
aussi d'excellents résultats, mais ces dernières
préparations demandent la plus grande prudence dans leur administration.

L'application réitérée de *ventouses sèches,* au
périnée, ainsi que l'*électrisation localisée,* nous
ont réussi dans un grand nombre de cas.

DES CALCULS RÉNAUX.

La description que nous avons faite des concrétions qui constituent la *gravelle* nous facilite l'étude des calculs rénaux qui ne sont véritablement que des graviers, dont la grosseur est plus considérable, et dont la forme peut varier à l'infini.

Les causes sont les mêmes que celles de la gravelle ; on rencontre ces calculs dans le *bassinet* ou dans les *calices,* quelquefois ils s'arrêtent dans l'*uretère,* et peuvent oblitérer ce canal. La composition chimique des calculs est la même que celle des graviers, mais on en rencontre, qui sont formés de couches concentriques superposées, ayant chacune une composition différente et se rapprochant ainsi de la structure des *calculs vésicaux* que nous décrivons plus loin.

SYMPTOMES.

Un calcul même très-gros peut quelquefois

exister à l'*état latent* et ne donner lieu qu'à
des symptômes obscurs; mais le plus souvent,
il provoque des douleurs vives dans la région rénale, douleurs qui augmentent sous l'influence
d'une course à cheval, en voiture, etc.; l'irritation produite par le déplacement du calcul,
peut transformer les douleurs en véritables
coliques néphrétiques; il existe ordinairement
aussi les divers symptômes de la *néphrite calculeuse,* que nous avons décrite en étudiant
cette affection.

TRAITEMENT DES CALCULS RÉNAUX.

Nous avons insisté en indiquant le traitement à prescrire pour combattre la gravelle,
sur la *prophylaxie* des affections calculeuses
des voies urinaires; nous ne répéterons pas
ce que nous avons dit sur la nécessité d'une
alimentation spéciale; l'usage de boissons abondantes, et au moment de l'accès l'application
de quelques *ventouses scarifiées,* des *bains tièdes,*
et des *cataplasmes émollients* donnent les meil-
leurs résultats.

13

DES CALCULS DE LA VESSIE.

On rencontre fréquemment des concrétions dans la vessie, et si l'on considère la multiplicité des causes qui peuvent les y amener, on ne doit pas en être surpris ; d'une part, cet organe reçoit tous les graviers qui descendent du *rein* par l'uretère, et d'un autre côté toutes les affections qui font subir une modification à la composition de l'urine, doivent être considérées comme causes de calculs ; ainsi l'*inflammation des reins*, celle de *la vessie*, la *paraplégie*, le *rhumatisme*, un *obstacle* au cours de l'urine, amenant le séjour anomal de ce liquide dans son réservoir, en sont les causes habituelles ; la présence de corps étrangers dans la vessie est une cause déterminante de la formation des calculs vésicaux.

Les plus grandes différences peuvent exister quant au *nombre,* au *volume,* au *poids* et à la *forme* de ces calculs. Il en existe un au

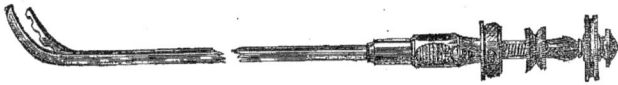

FIGURES 10 et 11.

Représentant les instruments lithothriteurs employés pour le broyement de la pierre
dans la vessie.

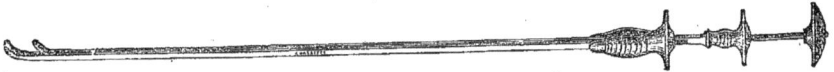

musée Dupuytren, qui fut extrait, le 17 juin 1690, de la vessie d'un curé de Bourges, et qui a le poids véritablement énorme de 1596 *grammes;* c'est le plus gros que nous connaissions. Quelquefois leur *nombre* est tout aussi extraordinaire. Il fut présenté, il y a quelques années à la société de chirurgie de Paris, une vessie contenant *trois cent sept calculs.* Leur *forme* varie aussi à l'infini : on en rencontre d'*ovoïdes,* d'*oblongs,* d'autres sont *arrondis, aplatis,* etc.; il y en a de *taillés à facettes;* il en est d'autres dont la surface est complétement *lisse.*

Leur *consistance* dépend des éléments chimiques qui les constituent; elle offre aussi une grande variété : on en voit qui ont la dureté du marbre; d'autres, au contraire, se laissent facilement écraser par la plus légère pression. Leur *couleur* offre toutes les nuances possibles, et leur *odeur,* presque toujours *fétide* ou *fade,* est quelquefois *aromatique* et rappelle, d'après l'assertion de certains auteurs, l'odeur du *musc,* de la *menthe poivrée,* du *tabac d'Espagne.*

TRAITEMENT DES CALCULS DE LA VESSIE.

Le traitement des calculs de la vessie est complétement *chirurgical*. Jusqu'à ce que la chimie fournisse à la médecine, un moyen pratique certain de dissoudre les concrétions calculeuses, le traitement de cette affection se compose seulement de deux opérations, différentes en elles-mêmes, mais ayant toutes deux le même but, l'*extraction du calcul*. Ainsi l'on emploie la *taille*, ou *cystotomie*, dont le but est de se frayer une route à travers les tissus, pour arriver jusqu'à la vessie, afin d'en extraire les calculs ou les corps étrangers qui peuvent s'y trouver contenus. Cette opération, pratiquée de temps immémorial, a été perfectionnée par les chirurgiens modernes ; elle se pratique par diverses méthodes, selon le cas qui la réclame.

La *lithotritie*, opération qui a pour but l'extraction des calculs de la vessie par l'urèthre, avec des instruments introduits par le même canal, instruments qui écrasent plus ou moins

ces corps étrangers, pour favoriser leur élimi-
nation.

Cette opération dont on retrouve l'idée
dans un passage d'Albucasis, n'a été réalisée
complétement et n'a pris rang définitif dans
la pratique que depuis 1824 ; les planches
11 et 12 représentent deux instruments *litho-*
triteurs qui servent au broiement des calculs
dans l'intérieur de la vessie.

TUMEURS DU PÉNIS

(*Verge*).

On distingue diverses sortes de tumeurs du pénis, 1° les *tumeurs sébacées*; 2° les *tumeurs lipomateuses*; 3° les *ganglions* ou *nœuds* des corps caverneux; 4° les *tumeurs vasculaires* ou *érectiles*; 5° l'*ossification du pénis*.

Ces diverses tumeurs exigent presque constamment le secours de la chirurgie ; nous ne faisons que les mentionner ici.

Il existe chez quelques personnes qui ont fait des *excès de coït,* des espèces de *nœuds*, de *ganglions*, durs à la pression, et sur lesquels cette pression ne provoque aucune douleur, excepté au moment de l'*érection.* Ces ganglions, ont leur siége sous la peau du pénis, sous laquelle ils sont immobiles.

Ces petites tumeurs, qui ont été considérées comme le résultat d'*épanchements sanguins lo-*

caux, déterminent dans quelques cas une gêne assez grande pour accomplir l'*acte sexuel*. Nous avons plusieurs observations de guérison de ces tumeurs au moyen de frictions *hydrar-gyriques*, et de douches de barèges. Leur ablation ne peut être conseillée en aucun cas.

DE LA RUPTURE DU PÉNIS.

Le canal de l'urèthre peut être déchiré seul ou être accompagné de la *rupture des corps caverneux;* l'*American Journal of medic.*, rapporte un exemple de cet accident arrivé à un jeune homme la première nuit de son mariage. Ayant éprouvé un obstacle à l'accomplissement de l'acte sexuel, il fit un effort tellement énergique pour vaincre cet obstacle, que la verge se rompit. D'autres faits sont venus démontrer la possibilité de cet accident dans des circonstances à peu près identiques.

La rupture complète du pénis est un accident très-grave, quoique dans beaucoup de cas la guérison puisse avoir lieu, mais les fonctions de cet organe éprouvent presque toujours une gêne constante, et dans quelques cas, il y a impossibilité absolue de se livrer au *coït*. Le traitement de cet accident étant complétement chirurgical nous ne le décrirons pas.

13.

CANCER DU PÉNIS.

Nous ne ferons aussi que mentionner cette grave affection qui peut envahir les téguments de la verge, le gland, et le corps du pénis.

Cette maladie, dont le traitement est encore tout chirurgical, a été quelquefois prise à son début pour une affection *syphilitique tertiaire* avec les symptômes de laquelle elle a une certaine ressemblance, et il est toujours prudent, lorsque l'on est indécis sur le diagnostic, de prescrire d'abord le traitement *spécifique* de cette période de la syphilis.

TUMEURS DU SCROTUM.

Le scrotum peut être le siége de diverses tumeurs ; les principales sont :

1° *Les tumeurs fibreuses* qui s'accroissent lentement et qui se montrent dans la région scrotale avec les mêmes caractères que dans les autres parties de l'organisme. Dans quelques cas, elles contractent des adhérences avec la *tunique vaginale* : leur traitement est l'*extirpation* ;

2° Les *tumeurs graisseuses*, très-rares. On les traite par le même procédé ;

3° Les *kystes*, analogues comme structure à ceux qui se forment dans d'autres organes, aux *joues,* aux *lèvres,* à la *mamelle.* Le traitement adopté pour ces sortes d'affections étant tout chirurgical, nous nous abstiendrons d'en faire la description.

DE L'ÉLÉPHANTIASIS DU SCROTUM.

Cet organe peut être le siége d'une affection très-rarement observée en France, et que l'on rencontre surtout, au Bengale, au Brésil, en Égypte ; cette maladie est caractérisée par le développement énorme du scrotum dû à l'hypertrophie des éléments divers qui le composent ; dans certains cas, le *pénis* prend part à l'hypertrophie des bourses ; le *testicule* est très-souvent sain et ne participe que rarement à cette dégénérescence. L'affection semble avoir pour cause une altération des *vaisseaux* et des *ganglions lymphatiques*.

Cette maladie est très-grave, car le plus souvent la tumeur qui en résulte réclame une opération sérieuse, et les ulcérations qui se forment dans beaucoup de cas sur sa surface, ont pour la santé des conséquences fâcheuses.

SYMPTOMES DE L'ÉLÉPHANTIASIS.

Le début de cette affection est caractérisé par un *état fébrile* général, un gonflement douloureux du scrotum; la *tuméfaction* qui a commencé soit au prépuce, soit dans un autre point des organes sexuels, fait des progrès rapides et acquiert quelquefois des dimensions considérables ; on a vu de ces tumeurs descendre *jusqu'au talon*.

TRAITEMENT DE L'ÉLÉPHANTIASIS.

On ne connaît pas de remède qui soit réellement efficace ; quelquefois on ponctionne la tumeur, afin de diminuer son poids. Larrey a essayé de la pose d'un séton qui lui a réussi dans un cas très-grave; mais lorsque cette tumeur a acquis un développement excessif, il n'y a guère que l'*extirpation* qui puisse débarrasser le pauvre malade de sa pénible infirmité.

TUMEURS DES BOURSES.

DE L'HÉMATOCÈLE.

On désigne sous ce nom toutes tumeurs des *bourses* qui renferment du sang,

La tumeur peut siéger soit dans la cavité de la *tunique vaginale*, alors elle s'appellera *hématocèle vaginale*, ou bien le sang peut s'être infiltré entre les tuniques des bourses et on l'appelle dans ce cas *hématocèle* par *épanchement* ou par *infiltration*.

L'*hématocèle vaginale* se divise elle-même selon la cause qui l'a produite, en *hématocèle traumatique* et en *spontanée*.

Il existe aussi l'*hématocèle* du *cordon spermatique* à laquelle on a donné le nom d'*hématocèle funiculaire*; si l'épanchement sanguin se fait dans la substance du testicule, la tumeur prendra le nom d'*hématocèle testiculaire*.

CAUSES DE L'HÉMATOCÈLE.

L'hématocèle, soit qu'elle siége dans l'une ou l'autre partie des enveloppes de la *glande*, soit dans le tissu de la glande elle-même, est le plus souvent causée par une violence extérieure (*un traumatisme*), et dans des cas plus rares, elle se développe spontanément. Plusieurs observations prouvent que cette affection peut survenir aussi quelquefois après des efforts violents pour soulever un fardeau ; *l'hématocèle* du *cordon spermatique* a souvent cette cause.

L'hématocèle ne peut guère être confondue avec une autre affection du testicule, lorsqu'elle a été causée par un *traumatisme récent ;* des *applications résolutives* suffisent le plus souvent pour déterminer la résorption du sang.

DE L'HYDROCÈLE.

On donne le nom d'*hydrocèle* à une tumeur formée par l'accumulation de *sérosité* dans les bourses. Selon que le liquide de l'infiltration est épanché entre les tuniques qui enveloppent les testicules, ou bien qu'il est situé dans la *tunique vaginale*, l'affection prend le nom d'*hydrocèle* par *infiltration* dans le premier cas, et d'*hydrocèle* de la *tunique vaginale* dans le second cas.

HYDROCÈLE PAR INFILTRATION.

Cette forme de l'hydrocèle est souvent accompagnée, ou plutôt accompagne l'infiltration des extrémités, qui se développe dans les affections viscérales. La sérosité s'infiltre entre les tuniques qui constituent le scrotum.

Rarement, cette affection existe sans cause générale. On observe surtout cette maladie chez les personnes âgées, chez les individus affaiblis par diverses causes, ceux dont les bourses sont pendantes. Les enfants nouveaunés présentent quelquefois cette forme de l'*hydrocèle*.

On peut également l'observer consécutivement à une hydrocèle de la *tunique vaginale*, lorsque la quantité de liquide épanché étant devenue trop considérable il y a rupture de cette tunique, et diffusion de la sérosité dans les enveloppes des testicules.

SYMPTÔMES DE L'HYDROCÈLE PAR INFILTRATION.

Lorsque la sérosité existe en petite quantité, elle se porte à la partie inférieure et ne produit que très-peu de gêne; dans d'autres cas, le liquide envahit tout le scrotum, qui se présente alors sous la forme d'une tumeur *molle*, *pâteuse*; les rides qui existent à sa surface à l'état normal n'existent plus; la peau est tendue, luisante; la pression du doigt laisse une empreinte lente à s'effacer.

Si la sérosité est par trop considérable, les bourses deviennent très-dures, et l'*œdème* peut envahir la *verge* et le *prépuce*.

TRAITEMENT DE L'HYDROCÈLE PAR INFILTRATION.

Cette maladie, lorsqu'elle est *idiopathique*, c'est-à-dire existant par elle-même en dehors d'une autre affection, se guérit simplement par le repos au lit et un régime doux; il n'y a que dans les cas assez rares, où la peau, menacerait de se rompre par la tension exagérée que l'épanchement provoquerait, où l'on devra recourir à des ponctions très-légères, avec un *trocart capillaire,* ou une *aiguille à cataracte.*

HYDROCÈLE DE LA TUNIQUE VAGINALE.

Cette affection a été divisée en hydrocèle *simple* ou *double,* selon qu'une seule, ou les deux tuniques vaginales, sont le siége d'un épanchement.

Elle peut être *compliquée* : 1° d'une *hématocèle;* 2° d'une *hydrocèle enkystée du testicule;* 3° d'une *hydrocèle enkystée du cordon.* L'hydrocèle peut exister au moment de la naissance, par suite d'une communication persistante du *péritoine* avec la *tunique vaginale,* dans le cas de descente tardive du testicule; on la désigne alors sous le nom d'*hydrocèle congénitale.*

Presque toujours le liquide épanché est renfermé dans une seule poche; pourtant plusieurs auteurs ont décrit des *hydrocèles multiloculaires*, c'est-à-dire dont la cavité est divisée par des cloisons formées de fausses membranes.

SYMPTÔMES DE L'HYDROCÈLE.

Hydrocèle simple. — Cette affection se présente sous la forme d'une tumeur généralement *ovoïde* bien circonscrite, *élastique, transparente;* sans altération de la couleur de la peau.

La pression ne cause aucune douleur et ne change pas le volume de la tumeur, qui varie de la grosseur d'un petit œuf à celle de la tête d'un petit enfant; rarement cette dimension est dépassée; il existe pourtant plusieurs observations de cette maladie où l'accumulation du liquide était beaucoup plus considérable.

Mursinna, chirurgien allemand, a fait connaître un cas dans lequel cette accumulation

avait produit une tumeur qui mesurait 64 centimètres de long sur 40 de large.

Cette tumeur s'accroît de bas en haut, et elle
atteint son développement complet dans l'espace de six, huit, à douze mois, rarement plus,
quelquefois moins; j'ai pourtant observé un
cas dans lequel il avait fallu moins de six se-
maines pour son entière expansion.

Cette affection n'offre pas de gravité par
elle-même; mais le volume et le poids de la
tumeur, qui cause une grande gêne dans
beaucoup de cas, la prédisposition aux hernies,
l'atrophie des testicules, qui peuvent arriver à
ne plus sécréter le sperme, *l'impossibilité d'accomplir l'acte sexuel*, lorsque la saillie de
la tumeur a envahi la peau de la verge et
a fait presque disparaître cet organe, sont
des inconvénients très-sérieux, qui font de
cette maladie une véritable infirmité. Nous
devons ajouter aussi que, dans quelques
cas, l'urine, ne pouvant sortir librement si la
tumeur lui fait obstacle, se répand sur la peau
du scrotum et finit par causer une irritation et
des excoriations douloureuses.

TRAITEMENT DE L'HYDROCÈLE.

Rarement on obtient la guérison de cette affection par des moyens médicaux, et après avoir essayé, pendant quelque temps, les *topiques émollients*, les *emplâtres résolutifs*, quelquefois les *vésicatoires*, sans résultat, la ponction de la tumeur et l'injection de sa cavité avec la teinture d'iode étendue, amènent la cure radicale de l'hydrocèle.

On peut aussi employer un traitement palliatif, qui consiste à pratiquer une ponction légère avec une lancette ou un trocart fin; le liquide s'échappe, et en faisant immédiatement porter un suspensoir au malade, il peut se faire que ce liquide ne se reproduise pas; mais le cas contraire est beaucoup plus fréquent.

DE LA VARICOCÈLE.

La *varicocèle* est caractérisée par la dilatation exagérée des veines spermatiques, et des veines propres des testicules.

Cette affection dont la marche est très-lente, en général, peut se développer aussi en peu de temps, et arriver à acquérir d'énormes proportions si le malade se fatigue beaucoup et ne prend pas les précautions que nous indiquons plus loin.

La varicocèle se montre de 15 à 25 ans, et paraît souvent être héréditaire. Cette affection n'est pas toujours douloureuse, beaucoup de malades ont les bourses très-grosses et peuvent vaquer à leurs occupations en éprouvant seulement une certaine gêne; bien souvent ce sont les petites varicocèles, qui provoquent le plus de douleurs.

SYMPTOMES DE LA VARICOCÈLE.

La varicocèle se montre presque toujours du côté gauche et on a expliqué cette fréquence par diverses causes; le célèbre chirurgien J. L. Petit l'attribue à la pression que les matières fécales accumulées dans la partie inférieure de l'intestin exercent sur les veines spermatiques ; d'autres raisons anatomiques ont été invoquées également.

Le malade affecté de varicocèle, ressent de la *pesanteur*, du *malaise*, qui augmente par la fatigue, les exercices trop violents, le coït répété, etc., cette douleur remonte jusqu'aux reins et retentit le long du *cordon spermatique ;* quelquefois les malades ressentent des démangeaisons intolérables dans toute cette région.

Le scrotum est allongé ; en le palpant, on sent une tumeur de consistance molle, ressemblant, lorsque l'on exerce une pression légère, à la sensation que donneraient des *intestins de poulet.*

Le diagnostic de cette affection est facile généralement, on pourrait pourtant la confondre avec une *hernie inguinale ;* mais si l'on cherche à opérer la réduction de la hernie en appliquant le doigt sur l'anneau, elle ne se reproduit pas, tandis que s'il s'agit d'une *varicocèle* ; le sang, continuant d'affluer dans les veines spermatiques, ne tarde pas à les remplir, et fait alors facilement reconnaître la nature de la tumeur.

TRAITEMENT DE LA VARICOCÈLE.

On emploie deux traitements contre cette affection : 1° le *traitement palliatif*, 2° le *traitement curatif*. Lorsque la varicocèle n'est pas considérable, on fait porter au malade un suspensoir bien ajusté. Ce moyen suffit dans un grand nombre de cas. Il existe plusieurs méthodes pourtant pour la cure radicale de cette affection, la *cautérisation*, l'*enroulement*, la *ligature*, l'*extirpation*, etc. Chacun de ces moyens réclame une habileté pratique très-grande, et on ne les conseille que dans des cas bien déterminés.

DU SATYRIASIS.

Cette maladie ne s'offre que rarement à l'observation ; elle est caractérisée par une ardeur érotique très-considérable, par une érection presque continuelle, des éjaculations très-fréquentes, souvent accompagnées de phénomènes *nerveux*, de *délire*, d'*hallucinations* et, dans certains cas, d'une sensibilité générale exagérée.

Cette affection est quelquefois occasionnée par une continence prolongée, et son intensité est en raison de l'ardeur du tempérament, de l'imagination ; dans d'autres cas, l'onanisme, les excès vénériens, l'usage immodéré de certaines substances aphrodisiaques, peuvent déterminer l'affection.

SYMPTÔMES DU SATYRIASIS.

Le satyriasis s'annonce généralement par

des érections beaucoup plus fréquentes que de coutume, survenant sans aucun motif; chez d'autres, des images lascives obsèdent l'imagination de désirs excessifs; le sommeil est constamment troublé par des rêves érotiques, et il survient des pollutions qui procurent un soulagement passager.

Le désordre nerveux est quelquefois très-grand, et il existe des troubles de nature diverse dans les organes de la *vision*, de *l'ouïe* et des autres sens. C'est surtout du côté de la *sensibilité* que les troubles sont le plus variés; il semble à certains malades que les femmes sont entourées d'une auréole lumineuse.

Les organes génitaux sont d'une sensibilité extrême, et le moindre contact détermine des pollutions; la face est rouge, animée, les yeux saillants, la bouche écumante, quoique sèche, la soif est très-vive; par instants la fureur érotique est tellement exagérée que certains malades ont pu répéter *l'acte vénérien* jusqu'à quarante fois en une nuit; presque toujours la honte et l'abattement succèdent à ces crises; mais lorsque la maladie a été abandonnée à elle-même, elles se succèdent à des intervalles très-rapprochés; le délire est *permanent*, et les érections ne cessant pas, la gangrène atteint les parties génitales, et après quelques jours le malade ne tarde pas à succomber.

Cette affection est moins grave chez les jeunes gens robustes que chez les individus débilités ou d'un âge avancé.

Le *satyriasis* produit par l'usage de substances *aphrodisiaques* se guérit avec beaucoup de difficulté.

Le traitement de cette affection est subordonné à la cause qui l'a produite.

Dans quelques cas les *débilitants*, les *diurétiques* à hautes doses, les *bains* réussissent.

Dans d'autres, on a recours aux *narcotiques*, aux *antispasmodiques*: nous donnons le *camphre*, le *nymphœa*; s'il existe de la débilité, on prescrit les *toniques*, le *quinquina*, le *fer*, etc.

Nous avons réussi à guérir un jeune homme atteint de cette affection avec des *lotions sul-*

fureuses qui ont fait disparaître une irritation de la peau, cause unique de la maladie.

Le calme absolu, le repos complet, et dans d'autres cas les exercices les plus fatigants, ont leur indication, selon les causes diverses de l'affection.

Lorsque le traitement a été appliqué de bonne heure, la terminaison est généralement heureuse ; les sens se calment ; il ne reste qu'une grande faiblesse, un épuisement des forces, et, dans quelques cas, des troubles de l'appareil digestif, des *dyspepsies*, de la *gastralgie*, quelquefois des *palpitations* qu'un traitement convenable fait cesser avec assez de facilité.

DE L'URINE.

Ce liquide excrémentitiel est sécrété par les *reins*, chargés de le séparer du sang en vertu d'une action vitale qui leur est propre.

Les médecins du moyen âge donnèrent une extension absurde à la séméiologie de l'urine, et ce fut surtout aux seizième et dix–septième siècles que l'*uroscopie* et l'*uromancie*, furent en faveur, et s'allièrent à l'art médical en même temps que l'*alchimie*, l'*astrologie*, la *magie* et autres pratiques superstitieuses.

Van Helmont, Bayle, Bellini, Boerhave, et plusieurs autres célèbres médecins et chimistes, firent quelques recherches sur sa composition, mais à part le *phosphore* qu'ils y découvrirent, rien de bien intéressant pour la médecine ne résulta de ces divers travaux.

Il faut arriver en 1773 et 1778, époque où Rouelle le Jeune et Scheel y découvrirent

14.

l'*urée* et l'*acide urique*; plus tard, les travaux de
Fourcroy et de Vauquelin, ceux plus récents
de Thénard, de Proust, de Berzelius, fourni-
rent de précieux matériaux, dont les recherches contemporaines des Lecanu, Donné, Bou-
chardat, Liémann, et d'autres encore, ont
augmenté la richesse.

On peut dire que l'*urologie* à laquelle les
anciens attachaient une importance extrême,
mais complétement empirique, existe aujour-
d'hui, et, est une des ressources les plus pré-
cieuses pour aider à compléter le *diagnostic*
de certaines affections, et instituer un traitement rationnel.

Aucune des humeurs de l'économie animale
ne présente plus de variétés dans ses propriétés physiques et chimiques, non—seulement
d'un individu à un autre, mais encore sur le
même individu et dans un espace de temps
fort court. Voici l'analyse de l'urine normale
faite par le chimiste Berzelius, analyse qui est
généralement adoptée comme offrant la composition moyenne exacte de ce liquide, dans
l'état de santé.

Urée.	30,10
Acide lactique.. . . . . ⎫	
Lactate d'ammoniaque. ⎬	17,14
Matière extractive.. . . ⎭	
Acide urique..	1,00
Humeur vésicale.. . . .	0,32
Sulfate de potasse.. . .	3,71
Sulfate de soude.. . . .	3,16
Phosphate de soude. . . .	2,94
Biphosphate d'ammo-	
niaque.	1,63
Sel marin.	4,45
Sel ammoniac..	1,50
Biphosphate de chaux	
et de magnésie.	1,00
Silice.	0,03
Eau.	933,00

Beaucoup de causes physiologiques et pathologiques font varier ces éléments constitutifs, et viennent en modifier les propriétés chimiques.

A l'état purement physiologique, on distingue deux sortes d'urine : celle du matin, ou *urine du sang*, et celle du soir, ou *urine de la digestion*. Elles diffèrent essentiellement de composition, et il n'est pas indifférent d'opérer sur l'une ou sur l'autre, lorsqu'on y recherche les éléments d'un diagnostic.

Dans certaines maladies, l'urine peut contenir de l'*albumine*, du *chyle*, de la *graisse*, du *sucre*, du *lait*, du *liquide spermatique*, du *pus*, du *sang*, *etc.*, et ces diverses substances peuvent être reconnues, soit par l'aspect extérieur, l'action de la *chaleur*, la réaction de divers *acides* ou *alcalis*, soit par l'*examen microscopique* ou la *lumière polarisée*.

Dans quelques *affections nerveuses* les urines sont d'une transparence remarquable; le contraire a lieu dans les *affections fébriles*; dans certaines maladies putrides elles prennent même une coloration noirâtre, leur odeur est modifiée également par les mêmes causes.

Des *sédiments* ou dépôts s'y montrent fréquemment aussi, même à l'état de santé, et un simple abaissement de la température suffit pour opérer la précipitation de quelques-uns de ces éléments.

DU SPERME.

Le sperme est l'élément *mâle* de la reproduction.

Il est liquide, épais, filant comme le blanc
d'œuf, il est soluble dans l'eau, et dans les
acides; comme l'albumine, il se coagule dans
l'alcool, il possède une odeur presque analogue à celle de l'ail; cette matière, mise sur
des charbons ardents, répand une odeur de
corne brûlée, en donnant naissance à de l'ammoniaque; la chaleur ne la coagule pas.

Nous savons peu de choses sur la composition *intime* du sperme, car au moment de son
émission, ce liquide est constamment mélangé
avec des produits de sécrétion multiples, provenant des *glandes de coöper*, de la *glande prostate*, et des *follicules uréthraux*.

L'observation superficielle montre que, dans
le fluide séminal, une matière dense est mêlée

en proportion variable à un liquide translu-
cide.

Cette matière dense est formée, par une certaine quantité de *corpuscules* filiformes, doués
de mouvements, et auxquels on a donné le
nom de *spermatozoïdes*.

Ces corpuscules dont la nature réelle n'est
pas encore complétement connue, sont un des
éléments caractéristiques du fluide sécrété par
les testicules; ils existent chez tous les animaux,
et l'observation a démontré que si cet élément
indispensable se trouve faire défaut dans la
liqueur prolifique, la fécondation ne peut avoir
lieu.

Les expériences variées faites par les physiologistes les plus sérieux ne laissent aucun
doute sur le fait positif de la propriété fécondante spéciale de cette partie du sperme.

DES SPERMATOZOÏDES.

C'est en 1677, à Louis Ham, jeune étudiant
allemand, qu'est due la première observation

microscopique de ces corpuscules mouvants,
qui existent dans le sperme ; mais il faut arriver jusqu'à 1824, pour voir s'accomplir une
série de travaux sérieux sur leur rôle véritable
dans l'acte merveilleux de la fécondation.

Ces petits corps n'ont ni structure ni organisation apparentes.

On les a désignés sous le nom de : *zoospermes,*
animalcules spermatiques, spermatozoaires, mais
aujourd'hui on leur donne le nom de *sperma-*
tozoïdes, cette dénomination ne faisant rien
préjuger sur leur nature réelle.

Il est nécessaire d'employer un grossissement de *trois* à *quatre cents fois,* pour apercevoir le contour de ces corpuscules, car leur
longueur totale est d'environ $\frac{1}{20}$ de millimètre,
et leur largeur de $\frac{1}{300}$ à $\frac{1}{400}$ de millimètre.

La *figure* 8 représente les spermatozoïdes
de l'homme.

Ces animalcules exécutent des mouvements
très-rapides de progression, mouvements qui
ont toujours lieu du côté de la tête, et relativement à leur longueur, et qui ont beaucoup
d'analogie avec la reptation des serpents. Les

spermatozoïdes continuent à se mouvoir dans le sperme longtemps après la mort, pourtant l'influence du *froid*, ou d'une température élevée, ainsi que l'action des *acides*, des *alcalis*, fait cesser en eux toute apparence de vitalité.

Mais ce qui est très-important à connaître, c'est que le *liquide leucorrhéique* (*flueurs blanches*) mis en contact avec ces animalcules fait cesser leur mouvement.

Cette observation précieuse est due aux travaux de Donné et à ceux de Godard; elle vient expliquer d'une manière positive, la *stérilité* de beaucoup de femmes des villes affectées de *pertes blanches;* on se rend compte facilement alors de l'infécondité de certains mariages et des moyens de guérison que le médecin doit employer pour faire cesser cette cause spéciale de stérilité.

On doit donc considérer les spermatozoïdes comme absolument nécessaires pour que la fécondation puisse s'opérer; et nous devons ajouter que les recherches récentes ont démontré que ces animalcules, en perdant leur apparence vitale, perdent *complétement* leur

pouvoir fécondant, et que la puissance prolifique du sperme est en raison de leur plus ou
moins grande *motilité*.

Ces animalcules microscopiques apparaissent dans le sperme de l'homme au moment de
la puberté ; beaucoup de vieillards conservent
dans un âge avancé cet élément indispensable
de la reproduction.

Les individus épuisés par les excès vénériens, par des pertes séminales et quelques
autres affections, produisent un sperme où les
spermatozoïdes n'existent qu'en très-petit
nombre et se meuvent à peine.

DES APHRODISIAQUES.

On donne ce nom à un certain nombre de substances médicamenteuses ou alimentaires qui sont susceptibles d'exciter l'*appétit vénérien*.

Plusieurs préparations ont été préconisées comme ayant cette propriété, et on pourrait faire une longue liste de tous les ingrédients, *poudres*, *élixirs*, *philtres*, *tablettes*, qui ont été vantés comme *aphrodisiaques*. Le plus grand nombre de ces compositions a été abandonné avec juste raison.

Il est pourtant incontestable que certaines substances jouissent, à des degrés divers, du privilége d'amener une surexcitation des organes génitaux, surtout lorsqu'elles sont employées dans les cas spéciaux que le médecin peut seul apprécier; un grand nombre d'observations le prouvent chaque jour.

L'impuissance, soit qu'elle provienne d'un

état général d'épuisement ou d'une cause nerveuse locale, peut quelquefois trouver sa guérison dans l'emploi prudent de préparations aphrodisiaques, et nous en dirons quelques mots.

Quelques substances du règne végétal, telles que plusieurs plantes *cryptogames* qui entrent dans notre alimentation, jouissent de propriétés aphrodisiaques : la *truffe,* la *morille,* l'*oronge,* diverses espèces d'*agarics,* semblent ranimer l'appétit sexuel. Les Romains connaissaient très-bien l'action de certains champignons, que Martial a célébrés dans ses épigrammes.

L'action spéciale de plusieurs plantes de la famille des *crucifères* ne peut être niée : la *moutarde,* la *roquette,* que l'on célébrait dans l'antiquité, et dont on faisait hommage à Priape en en semant des graines autour de sa statue.

La racine de *roseau aromatique* confite est usitée en Orient dans le même but ; à Constantinople, dans les harems, il se fait une grande consommation de cette racine.

Dans la famille des *labiées,* il n'y a guère

que la *lavande mâle* dont l'huile essentielle a une action réelle; on l'emploie en frictions dans un véhicule approprié.

La famille des *solanées* offre plusieurs plantes qui jouissaient autrefois d'une certaine réputation : la *mandragore*, le *datura*, etc., dont l'emploi est complétement abandonné.

Le *règne minéral* ne renferme guère que trois ou quatre agents ayant cette propriété: le *borax*, le *chlorure* de *sodium*, le *phosphore* et l'*or*.

Le chlorure de sodium (*sel marin*) jouit de propriétés réelles. On connaît la fécondité extrême et les appétits vénériens des populations qui se nourrissent presque exclusivement de poissons et de viandes salés.

Quant au phosphore, son action aphrodisiaque est incontestable ; mais son emploi offre les plus grands dangers, et ce n'est qu'avec une grande circonspection que l'on doit employer les préparations où cet agent est dissous ; il appartient seul au médecin d'apprécier le cas où ce dangereux agent peut être prescrit.

Nous ne dirons que quelques mots d'un

aphrodisiaque du *règne animal* dont les propriétés étaient déjà connues du temps d'Ovide:
nous voulons parler des *cantharides*, insecte de
la famille des *coléoptères*.

La débauche a fait un abus déplorable de
certaines préparations renfermant cet aphrodisiaque, et de nombreux accidents ont été la
conséquence de son emploi empirique.

Les cantharides, qui rendent de grands services dans certains cas déterminés des maladies
des voies génito-urinaires, peuvent amener les
troubles les plus graves dans ces organes et
dans l'économie tout entière, si l'emploi n'en
est pas réglé d'une manière rigoureuse.

Nous avons observé des hématuries (*pissement de sang*), des cystites très-graves, dues à
à l'administration inconsidérée de cette substance.

Son emploi peut provoquer un *priapisme* qui
va dans quelques cas jusqu'à *la gangrène du
pénis*.

Nous le répétons, il faut donc s'abstenir et
se défier des diverses préparations dont l'emploi pourrait faire regretter longtemps les

plaisirs factices et dangereux qu'elles promet-
tent. Les exemples fameux de libertins qui ont
voulu prouver qu'ils conservaient encore, au
déclin de leur carrière, une vigueur qui n'est
que l'attribut de la jeunesse, et qui ont trouvé
la mort au lieu des jouissances qu'ils cher-
chaient, viennent nous montrer avec quelle réserve prudente il faut agir dans l'emploi des
aphrodisiaques.

DE LA SYPHILIS.

« On donne le nom de *syphilis* (vérole) à une maladie *contagieuse*, *transmissible* par les *rapports sexuels* ou par l'*hérédité*.

« Cette affection est surtout caractérisée par une irritation *locale* et *spécifique* des organes génitaux et par des *phénomènes généraux* consécutifs, de forme et de siéges très-divers, qui apparaissent *successivement* ou *simultanément*, et dont l'évolution naturelle et régulière est déterminée. »

Voilà la définition un peu longue mais parfaitement exacte que la plupart des auteurs classiques donnent de cette maladie, et nous ne pouvons mieux faire que de la reproduire d'une manière exacte.

Si l'étude de cette affection, dont les points principaux sont parfaitement connus, soulève encore plus d'une question controversée, on est d'accord pour distinguer de la syphilis, d'une manière très-rigoureuse, des maladies qui en diffèrent essentiellement, telles que la *blennorrhagie* et les affections qui l'accompagnent, l'*arthrite*, l'*ophthalmie blennorrhagique*, les *bubons non virulents*, etc.

Trois formes fondées sur l'observation ont été admises, et nous allons les décrire successivement; ce sont : 1° la *syphilis commune*; 2° la *syphilis cachectique*; 3° la *syphilis héréditaire*. Au point de vue de l'observation traditionnelle la plus rigoureuse, on a encore divisé cette maladie en *syphilis primitive* et en *syphilis constitutionnelle* ou *consécutive*.

Enfin la syphilis constitutionnelle a été, selon les symptômes qui l'accusent, divisée encore en *syphilis secondaire* et en *syphilis tertiaire*.

Cette division est parfaitement fondée; car les accidents *primitifs* de la syphilis sont très-nettement séparés des phénomènes *constitutionnels*, ou consécutifs, par la propriété que possèdent seuls les premiers de pouvoir être reproduits par l'*inoculation*.

Les accidents *constitutionnels* ont aussi ce

caractère essentiel de pouvoir se reproduire d'une manière spontanée par une recrudescence naturelle.

DE L'ORIGINE DE LA SYPHILIS.

Un certain nombre d'auteurs font remonter l'origine de la syphilis aux époques les plus reculées; d'autres, au contraire, l'ont placée seulement au XV⁰ siècle, époque à laquelle cette affection prit un aspect menaçant.

L'opinion la plus répandue est que cette maladie fut introduite d'Amérique en Europe par les soldats de Christophe Colomb, qui débarquèrent à Naples en mai 1495, après avoir séjourné en Espagne, où ils l'avaient déjà répandue.

On voit, dans le *Lévitique*, que Moïse prescrit aux Juifs des lois pour les préserver de la gonorrhée; mais l'on pense avec raison que les divers documents sur lesquels plusieurs auteurs s'appuient pour prouver l'origine ancienne de la syphilis, expliqueraient plutôt, pour les modernes, les symptômes d'une blennorrhagie que ceux de la syphilis telle que les médecins la connaissent aujourd'hui.

L'évêque Palladius qui, vivait sous Théodose Junior, raconte le fait d'un ermite nommé Héros, qui, après s'être livré longtemps au libertinage, fut atteint d'une maladie qui lui gangréna les parties génitales.

Hippocrate, mentionne dans ses livres *de Natura muliebri* et *de Morbis mulierum*, la suppuration des parties génitales, qu'il attribue à la suppression des menstrues chez la femme.

Juvénal, Martial, parlent, dans plusieurs passages de leurs écrits, des affections des parties génitales, qu'ils disent pouvoir être communiquées par un *coït impur*.

SYMPTÔMES PRIMITIFS.

Si la syphilis succède à un contact impur, son début est caractérisé par l'apparition d'un ou de plusieurs *chancres*, qui se développent généralement sur les organes génitaux, quelquefois sur d'autres parties du corps; ainsi les narines, la langue, les gencives, les cuisses, le scrotum, l'urèthre, l'anus, peuvent en être le siége.

Le chancre, qui offre lui-même trois variétés de formes assez tranchées, a été divisé en 1° *chancre induré ;* 2° *chancre simple* ou *superficiel ;* 3° et en *chancre phagédénique* ou *chancre rongeant.*

INCUBATION DU CHANCRE.

Quelle que soit l'espèce du chancre, il s'écoule toujours un temps plus ou moins long avant que l'attention soit fixée par des symptômes notables, et il se passe souvent huit jours avant qu'aucun signe puisse faire reconnaître le lieu d'élection de l'ulcère syphilitique.

Au début, quelques malades éprouvent un certain chatouillement, une démangeaison plus ou moins vive qui, dans quelques cas, peut aller jusqu'à la douleur. Chez d'autres malades, il existe un sentiment de brûlure. Il se produit une rougeur, d'abord peu marquée, puis on voit apparaître une petite vésicule, remplie d'un

liquide *louche;* l'*ulcération* qui survient ensuite est arrondie, d'une étendue très-variable,
à *fond grisâtre;* les bords sont *taillés à pic;*
il existe autour du chancre un *cercle violacé.*

Quelquefois le chancre siége dans l'intérieur
du canal de l'urèthre et donne lieu à un écoulement qu'il est difficile de distinguer de celui
de la *blennorrhagie* non syphilitique.

Au bout de huit à dix jours, le chancre
change d'aspect; il se forme à sa base un
épaississement circonscrit (*induration*) qui
constitue le symptôme caractéristique et spécifique de la syphilis confirmée.

Il existe à cette époque une sécrétion de
matière purulente dont l'inoculation peut
donner naissance à une pustule spécifique.
Quelquefois plusieurs chancres peuvent exister
dans un espace restreint, et ils déterminent
alors une inflammation, un gonflement qui,
dans le cas où la verge en serait le siége,
pourraient donner lieu à un *phimosis* ou à un
paraphimosis. En même temps que ces phénomènes ont lieu, on voit survenir le gonflement
des ganglions de l'aine, qui deviennent doulou-

reux au toucher et peuvent acquérir le volume
d'un œuf de poule.

Ces engorgements ont reçu le nom de
bubons et sont connus vulgairement sous celui
de *poulains*. Ils peuvent se résoudre s'ils sont
traités immédiatement, ou devenir le siége
d'une inflammation qui arrive jusqu'à la suppuration.

Parfois les premiers accidents syphilitiques
apparaissent au début sous la forme de simples
érosions superficielles, qu'il n'est pas facile de
distinguer de la *balanite* (voir ce mot page 185).
Quelquefois aussi il apparaît dans les premiers
jours de l'infection des *végétations* de formes
diverses.

SYMPTÔMES SECONDAIRES.

Les accidents *secondaires* apparaissent rarement avant un mois, quelquefois après six, et
leur apparition a lieu, dans certains cas, avant
la disparition des phénomènes primitifs ; dans
d'autres cas, il y a une véritable transformation.

Certains symptômes annoncent ordinairement l'invasion des accidents *consécutifs*. Il
existe chez beaucoup de malades des douleurs
vagues, névralgiques, des affections de la peau
(*syphilides*), telles que la *roséole syphilitique*, les
plaques muqueuses, etc. Les plaques muqueuses
sont même un des symptômes secondaires les
plus fréquents, et elles peuvent apparaître sur
un grand nombre de points à la fois, aux organes génitaux, à l'aine, dans la bouche, sur les
amygdales, dans les intervalles des orteils, etc.

PLAQUES MUQUEUSES.

Les plaques muqueuses sont saillantes, ont
une coloration rosée, quelquefois d'un rouge
cuivré ou violacé; elles sont arrondies ou el-
liptiques, larges de 4 à 20 millimètres; leur
surface est quelquefois convexe, et il existe à
leur surface une pellicule mince, humectée
d'une matière séro-purulente qu'elle laisse
transsuder; quelquefois cette surface est gra-
nulée. Ces plaques muqueuses peuvent devenir le siége d'une ulcération étendue et pro-

fonde, qui cause parfois des douleurs très-
vives.

ROSÉOLE SYPHILITIQUE.

La *roséole* est un des symptômes les plus
fréquents parmi ceux qui traduisent la syphilis
constitutionnelle : c'est une des manifestations les plus précoces de cette maladie; elle
commence toujours par le tronc.

D'abord apparaissent de petites taches
roses, très-légères, à peine visibles, qui
prennent quelquefois, au contact de l'air, une
teinte violacée bleuâtre ; dans d'autres cas, la
peau prend un aspect grenu, ressemblant à ce
qu'on nomme vulgairement *chair de poule*.

Dans beaucoup de cas, le cuir chevelu présente des phénomènes divers : *éruptions papu-
leuses, pityriasis, alopécie*.

Ces lésions superficielles de la peau ne sont
pas les seules qui caractérisent la syphilis confirmée. Les diverses maladies de la peau, dé-
signées sous les noms d'*acné*, d'*ecthyma* syphilitiques, le *lupus*, le *psoriasis*, l'*eczéma*, peu-

vent aussi apparaître dans le courant de l'affection.

La coloration rouge cuivré plus ou moins
légère qui caractérise ces syphilides, l'absence
de démangeaison, des différences dans leur
forme, leur marche et leur mode de cicatrisation, les font aisément distinguer des affections
de la peau qui n'ont pas la syphilis pour cause.

Ainsi que nous l'avons dit, les cheveux, les
poils tombent presque complétement ; des *végétations* de formes diverses apparaissent sur
les parties génitales et à l'anus (*choux-fleurs*,
poireaux, *crêtes de coq*, etc.) ; les membranes
muqueuses qui tapissent la cavité buccale, le
pharynx, les fosses nasales, etc., sont le siége
d'ulcérations qui n'occupent d'abord que leur
superficie, mais qui ne tardent pas à envahir
les parties profondes et peuvent détruire
même les parties osseuses ; les yeux sont
frappés d'*iritis*, les *ganglions lymphatiques* de la
région cervicale s'indurent. Dans cette période
de la syphilis, le sang est complétement altéré,
et tout l'organisme subit l'influence de cette
terrible affection.

SYPHILIS TERTIAIRE.

Les symptômes de la *syphilis tertiaire* consistent dans des douleurs vagues d'abord, qui ont pour siége le *système osseux* et qui ont reçu le nom de *douleurs ostéocopes*.

Ces douleurs se font sentir surtout la nuit, et leur lieu d'élection devient presque toujours le siége d'*ostéites*, qui déterminent des *exostoses* ou des *caries* des os.

Très-souvent le testicule est le siége d'une *induration ;* il devient trois ou quatre fois plus volumineux que dans l'état· normal, et forme une tumeur peu douloureuse au toucher. Cette manifestation de la maladie, à laquelle on a donné le nom de *sarcocèle syphilitique*, peut siéger dans un seul testicule ou dans les deux à la fois, et ces organes subissent une dégénérescence *cartilagineuse, fibreuse* et même *osseuse* dans quelques cas.

Il se forme aussi, dans les tissus sous-cutanés, des *tubercules* auxquels on a donné le nom de *tumeurs gommeuses ;* ils ont généralement un développement lent, et, après avoir acquis le volume d'une noisette ou d'une noix, ils finissent par se ramollir, et donnent naissance à une ulcération exhalant une odeur caractéristique.

La syphilis parcourt ces diverses périodes dans un espace de temps très-variable, et les accidents que nous avons décrits (excepté les *symptômes primitifs*) peuvent, si le traitement n'est pas suffisant, reparaître plusieurs fois sous une multitude de formes.

La syphilis est une cause d'*avortement* pour les femmes enceintes, et, ainsi que nous l'avons dit, elle se transmet par *hérédité*.

SYPHILIS CACHECTIQUE OU PHAGÉDÉNIQUE.

Cette forme de la syphilis reste toujours bornée aux symptômes primitifs, et le *chancre*, au lieu d'être le siége d'une induration à sa base, ainsi que nous l'avons indiqué, se transforme en un ulcère rongeant, *serpigineux*, dont les bords se décollent, et qui peut persister pendant plusieurs années, s'étendant d'un côté pendant qu'il se cicatrise de l'autre.

La peau des malades prend l'aspect *terreux*, elle est le siége de plaques eczémateuses ; les gencives deviennent saignantes, ainsi que les surfaces ulcérées ; il s'établit une fièvre lente, irrégulière ; les phénomènes de la digestion sont troublés ; dans quelques cas il survient une *diarrhée colliquative*, compliquée parfois d'hémorragie.

Cet état se prolonge et s'aggrave jusqu'à ce qu'un traitement spécifique fasse cicatriser les ulcérations qui sont la cause des progrès de la consomption cachectique.

SYPHILIS HÉRÉDITAIRE.

Il existe encore beaucoup d'obscurité sur le mode de transmission de la syphilis par voie d'hérédité, et les faits complétement démontrés manquent pour établir d'une façon définitive les conditions de cette transmission.

Pourtant il est généralement admis qu'elle est le plus souvent le fait du père, et que des parents ayant eu des accidents syphilitiques, présumés disparus dans le moment de la conception, n'en communiquent pas moins le virus à l'enfant qui naîtra d'eux, si le traitement spécifique n'a pas fait disparaître les premiers symptômes et leurs retentissements ultérieurs.

La cause qui produit la syphilis réside dans l'existence d'un *virus* qui peut être transmis, ainsi que nous l'avons dit, par *contact immédiat*, *inoculation* ou *hérédité*. Cette maladie appartient *exclusivement* à l'espèce humaine.

DIAGNOSTIC DE LA SYPHILIS.

Les accidents primitifs, le *chancre*, le *bubon*, peuvent être confondus avec une inflammation ulcéreuse du gland et du prépuce, ou avec les symptômes de l'*herpes præputialis* ; mais ces dernières lésions, toutes superficielles et toutes locales, sont, en général, assez facilement reconnaissables, en ce qu'elles ne s'accompagnent jamais d'induration.

TRAITEMENT DE LA SYPHILIS.

Nous ne dirons que peu de mots du *traite-ment spécifique* de la syphilis, envisagé d'une manière générale.

Nous nous réservons d'insister, en indiquant successivement les méthodes applicables aux diverses manifestations de cette affection, mé-thodes dont nous avons pu reconnaître l'effi-cacité pendant le cours de nos études à l'hô-pital du Midi, ainsi que dans notre pratique particulière.

Il est aujourd'hui complétement admis par tous les esprits non prévenus que le traitement mercuriel, qui a rencontré de nombreux ad-versaires parmi les gens du monde et même parmi quelques médecins, est pourtant le seul qui, dans l'état actuel de la science, guérisse (lorsqu'il est bien administré), les accidents *primitifs* et *secondaires* de cette redoutable ma-ladie.

Il serait peut-être facile de se rendre

compte des raisons qui peuvent donner une apparence de réalité aux accusations que le vulgaire émet contre le mercure. En effet beaucoup de personnes, aussitôt les premières manifestations de la syphilis, s'empressent de consulter un médecin, qui, en voyant les symptômes caractéristiques de l'intoxication vénérienne, ne peut manquer de prescrire le seul spécifique réel de la maladie; mais le plus ordinairement, au bout de quelques jours, ces symptômes *primitifs* disparaissent, et le malade qui ne souffrait pas, trouvant qu'il est ennuyeux de suivre un traitement qui lui paraît sans raison d'être, abandonne celui-ci et se néglige complétement; mais, au bout d'un temps plus ou moins long, il ne tarde pas à ressentir les *accidents tertiaires* de la maladie, accidents parfois désastreux, toujours graves, et laissant après eux, dans la majorité des cas, une trace profonde dans les liquides et les solides de l'économie. A cette période de l'affection, le malade manque rarement d'attribuer au *mercure* les maux qui l'accablent, maux qui sont uniquement le résultat de son

peu de persistance à faire disparaître le virus
qui tendait à infecter son organisme tout
entier.

Nous le répétons, c'est une grande erreur que
d'attribuer au traitement mercuriel, administré
selon les règles de l'art, les inconvénients dont
nous parlons; nous ajouterons que presque
toutes les préparations soi-disant *végétales*, et
guérissant *sans mercure*, en renferment constamment une quantité plus ou moins grande;
l'analyse chimique la plus simple vient le démontrer d'une manière positive.

Quant aux accidents si variés de la période
tertiaire de la syphilis, leur traitement radical
est obtenu aujourd'hui avec le succès le plus
complet par l'administration méthodique et
progressive des préparations *iodiques*, qui en
sont le spécifique souverain.

Nous indiquerons successivement le mode
de traitement applicable aux principales manifestations de la syphilis, en prévenant toutefois les malades qu'il est de la plus vulgaire
prudence de consulter un médecin aussitôt la
manifestation de quelques symptômes d'*appa*-

rence syphilitique, car, dans beaucoup de cas, le chancre traité *au début* peut se guérir sur place ; malheureusement bien peu de malades écoutent ces sages avis, et ils ne se confient au médecin qu'alors que les manifestations vénériennes ont pris un développement complet.

TAITEMENT LOCAL DU CHANCRE.

Traitement abortif. — Alors que l'ulcération est au début, nous employons les cautérisations avec l'*azotate d'argent*. Cette cautérisation, appliquée deux fois au plus, nous a suffi un grand nombre de fois pour faire avorter des manifestations syphilitiques évidentes.

Alors que l'ulcération est plus avancée, le traitement *abortif* a beaucoup moins de chances de réussir ; pourtant nous avons réussi plusieurs fois à faire disparaître des ulcérations chancreuses datant de plusieurs jours au moyen de la *pâte de Canquoin*.

Il arrive souvent que l'ulcération syphilitique a été méconnue ou négligée par le ma-

lade, et qu'elle devient le siége d'une *inflammation locale* plus ou moins vive.

Dans ce cas on doit employer le traitement
antiphlogistique; on a généralement recours à
l'application de quinze à vingt-cinq sangsues
sur le *périnée* ou aux *aines.* On doit surtout
bien isoler le chancre des piqûres qui résultent de cette application, car le pus sécrété par
la surface ulcérée pourrait s'y inoculer.

Nous prescrivons aussi le *repos au lit*, quelques *bains généraux*, des *cataplasmes* autour du
pénis, la *diète;* nous ordonnons en même temps
une boisson rafraîchissante, composée de *chiendent*, d'*orge*, légèrement miellée.

Généralement l'inflammation cède en peu de
jours à ce traitement, et il est rare que nous
soyons forcé de pratiquer une *saignée générale*,
à moins que cette inflammation n'ait beaucoup
d'intensité et que le malade ne soit *très-plétho-
rique.*

Si le chancre est *douloureux*, nous employons
avec succès, soit un pansement avec du *cérat
opiacé*, ou avec de la charpie fine imbibée de
la solution suivante :

16

Eau de laitue. . . . . 280 grammes.
Extrait gommeux d'opium..   4   —

Mêlez, et faites trois pansements par jour.

Lorsque le chancre n'est ni enflammé ni douloureux, la *cautérisation* avec l'*azotate d'argent* est le moyen qui nous réussit le mieux ; seulement elle doit être faite par un homme de l'art, car il est nécessaire de ne l'employer que jusqu'au moment où l'aspect du chancre se modifie, qu'il est entré dans la période de *réparation*.

A cette période un pansement simple suffit, et le chancre se cicatrise, surtout si le *traitement interne* est suivi avec persistance par le malade.

Dans quelques cas le chancre prend le caractère dit *phagédénique ;* il a une tendance à *s'élargir*, à *ronger ;* dans ce cas il est utile que le malade se confie *immédiatement* aux soins d'un médecin, car le traitement devient plus complexe ; nous nous abstiendrons d'en parler ici.

TRAITEMENT DES BUBONS.

Abcès, poulains (tumeurs dans l'aine).

Dans quelques cas, lorsque le *bubon* a un caractère inflammatoire, qu'il existe de la douleur, nous faisons appliquer dix ou douze *sangsues*, nous prescrivons un *bain tiède*, l'application de *cataplasmes émollients*, le *repos au lit* et une *boisson rafraîchissante;* presque immédiatement nous faisons faire des *onctions hydrargyriques* ou appliquer un petit vésicatoire sur le tégument qui recouvre la tumeur. Ce moyen réussit souvent à opérer sa résolution.

Nous ajoutons à ces moyens locaux un *traitement général*, lorsqu'après une exploration rigoureuse nous croyons reconnaître les divers autres symptômes de *syphilis confirmée.*

Si l'on est consulté trop tard, il peut arriver que les tentatives que l'on fait pour faire résoudre les bubons deviennent infructueuses, et que l'on soit forcé de donner issue au pus qui s'est réuni en foyer; nous faisons alors une incision légère, puis, au moyen de pansements appropriés à la nature de la plaie, nous obtenons sa cicatrisation.

TRAITEMENT DES PLAQUES MUQUEUSES.

Condylomes, rhagades, végétations.

Les *plaques muqueuses*, qui apparaissent quelquefois comme symptôme primitif, mais qui sont presque toujours un des symptômes *secondaires* de l'affection syphilitique, se traitent *localement*, et selon leur siége, par le moyen suivant :

Pour celles de la bouche, nous employons la *cautérisation superficielle* avec l'*azotate d'argent*, c'est le moyen par excellence.

Lorsque l'ulcération est très-douloureuse, il est nécessaire de faire laver la bouche avec une décoction émolliente légèrement opiacée.

Les plaques muqueuses de l'*anus* et des régions circonvoisines cèdent assez promptement à des applications de *cérat* au *calomel;*

de la charpie interposée entre les surfaces et des soins extrêmes de propreté complètent le pansement.

Nous arrivons aussi à les guérir en très-peu de jours avec la lotion suivante :

Eau distillée.. . . . . 200 grammes.
Chlorure d'oxyde de sodium. 50 —

Lotionner deux fois par jour les parties atteintes, ensuite saupoudrer légèrement de *calomel* à la *vapeur*, puis appliquer de la charpie fine pour isoler les surfaces.

Lorsque les *plaques muqueuses* de l'*anus* sont très-douloureuses, on fait un léger pansement matin et soir avec du *cérat opiacé ;* il est bien entendu qu'en même temps que l'on s'occupe de ce traitement local on prescrit une *médication spécifique générale*, de façon à prévenir s'il est possible les accidents ultérieurs.

Dans certains nombres de cas les plaques muqueuses se transforment en condylome, en *végétation*, affectant des formes diverses; nous employons alors l'*excision* ou des cautérisations successives, afin d'enlever, ou de détruire ces

16.

manifestations, qui gênent beaucoup les malades, par les démangeaisons et la douleur qu'elles causent.

TRAITEMENT DES SYPHILIDES.

Roséole, eczéma, acné, etc., etc.

On définit avec raison les *syphilides* « les accidents secondaires qui se développent sur la peau. »

Le traitement des *syphilides* ne peut être évidemment que celui de la syphilis elle-même, c'est-à-dire un *traitement général spécifique.*

Localement on y joint les applications suivantes selon les cas, soit les *bains de vapeur*, les *bains sulfureux*, *alcalins*, les *fumigations cinabrées.*

Lorsqu'il existe des ulcérations, on prescrit un pansement soit avec le *vin aromatique*, la pommade au calomel, une *pommade hydrargyrique* ou quelques lotions excitantes; dans d'autres cas de légères cautérisations suffisent pour certaines formes de *syphilides.*

TRAITEMENT GÉNÉRAL DE LA SYPHILIS.

Nous ne dirons que quelques mots du traitement général de la syphilis.

Cette maladie est trop grave pour que le malade puisse apprécier convenablement l'état dans lequel il se trouve, et la médication, l'hygiène et les autres indications de traitement doivent être prescrites par le médecin.

Ce sont les préparations *hydrargyriques* que nous employons dans les deux premières périodes de la maladie; ces préparations sont formulées d'après l'état général des malades et la tolérance plus ou moins grande que nous obtenons de l'estomac.

L'*iodure de potassium* est aussi le spécifique par excellence des *accidents consécutifs* de la syphilis; il a besoin aussi d'être prescrit selon l'état de résistance de l'économie, afin que l'assimilation ait lieu complétement.

Nous prescrivons généralement une *alimentation riche*, des précautions contre le *froid et l'humidité, des toniques.*

Le traitement des manifestations syphilitiques doit être continué avec *persévérance* par
les malades, selon l'indication formelle que le
médecin donne toujours en pareil cas; il en
est malheureusement un trop grand nombre
qui discontinuent leur traitement aussitôt la
disparition des premiers symptômes; mais
le virus, qui n'a pas été complétement détruit, ne tarde pas à donner lieu à des manifestations que nous avons énumérées au commencement de cette partie de notre travail.

Comme conclusion de cette étude rapide de
la syphilis, nous ajouterons qu'il est peu de
maladies aussi terribles dans ses conséquences,
par le retentissement général et local qu'elle
a sur tous nos organes; elle est variable à l'infini dans son expression symptomatique et
dans ses manifestations ultérieures, et un
grand nombre d'affections du *système nerveux*,
des organes *membraneux* et *parenchymateux*,
ont une origine syphilitique, *héréditaire* ou
acquise, que l'on ne soupçonne quelquefois
qu'après des tâtonnements infructueux dans
le traitement de ces affections obscures.

DES PRÉSERVATIFS DE LA SYPHILIS ET DE LA BLENNORRHAGIE.

Une foule de méthodes préservatives ont été préconisées depuis l'époque où l'on s'aperçut de la facilité avec laquelle la syphilis se communiquait par un *coït impur*, et les moyens les plus divers ont été tour à tour mis en usage et abandonnés peu après leur apparition.

Sans parler du conseil naïf de Vindelinus Hock et Dalménar, qui ne voyaient d'autres moyens prophylactiques de la contagion vénérienne que celui « d'*éviter les occasions de se livrer à la luxure* », nous indiquerons les précautions à prendre et quelques moyens qui réussissent dans un grand nombre de cas.

D'abord, il est essentiel d'inspecter avec grand soin les parties, pour s'assurer qu'elles ne sont pas le siége d'*écorchures, d'excoriations*.

Une onction avec un corps gras, *huile, cold-cream, pommade*, sera faite sur le pénis et les parties voisines.

Cette onction de matière grasse agit de deux façons : d'abord, elle facilite le glissement et peut empêcher les écorchures, excoriations, qui ouvrent une porte toute grande au virus ; puis elle a pour effet d'obturer les *orifices absorbants* des parties sexuelles et d'empêcher ainsi, dans beaucoup de cas, la contagion par cette voie.

Un certain nombre de maladies contagieuses sont contractées par un coït opéré *pendant la menstruation;* on doit donc s'abstenir de tout rapport sexuel pendant cette période.

Nous rappellons en passant que certaines *uréthrites* se développent facilement par le *coït* avec une femme affectée de *pertes blanches* (*leucorrhée*).

On doit également s'abstenir de tout *acte*, lorsque l'on se trouve dans un état d'excitation ou d'ivresse alcoolique.

Nous conseillerons aussi, pour éviter toute chance de contagion, de pratiquer l'adage de Nicolas Massa, quoique datant de trois siècles, qui a toujours sa valeur : *non morari in coïtu,* conclure très-vite, mais *surtout conclure.*

Après les rapports sexuels, nous conseillons
de suivre le précepte de l'école de Salerne :
Post coïtum si muigas, apte servabis urethras.
Ce précepte démontre qu'il ne faut pas uriner
avant l'*acte,* ou qu'il faut tout au moins garder
un peu d'urine dans la vessie, urine que l'on
expulsera ensuite, en obturant d'abord le
méat urinaire, afin que, sortant avec force, le
liquide puisse balayer le canal de l'urèthre.

On conseille également des frictions légères
sur les parties, avec le liquide suivant :

```
Savon de Marseille. . . . . .  30 grammes.
Faire dissoudre dans :
    Alcool ordinaire.. . . . . . .  25    —
    Essence de citron rectifiée. .  12    —
```

Ensuite on lotionne largement toutes les
parties avec de l'eau pure.

Aussitôt qu'une écorchure apparaît, consulter immédiatement le médecin, car souvent
une simple cautérisation peut empêcher les
manifestations ultérieures de la maladie.

Nous signalerons en passant le peu de sécurité que doivent donner les *préservatifs* en

baudruche imaginés en Angleterre par le docteur Condom.

Ce moyen, qu'un savant et spirituel syphiliographe définit : *une cuirasse contre le plaisir et une toile d'araignée contre le danger,* peut se rompre ou se déplacer très-facilement; ensuite il laisse les bourses et la région du pubis exposées aux atteintes du virus syphilitique; pour toutes ces raisons, nous le considérons comme à peu près inefficace.

Pour nous résumer, nous dirons donc qu'il faut, avant tout *coït suspect :*

1° Examiner avec soin les surfaces pour savoir s'il n'existe aucune *excoriation, écorchure,* etc. ;

2° Faire une onction sur toutes les parties avec une *matière grasse ;*

3° Ne rester en *contact* que le temps strictement nécessaire à la *conclusion* de l'acte ;

4° Uriner aussitôt cet acte accompli, en ayant soin que l'urine sorte avec force;

5° Faire une lotion complète avec de l'*eau vinaigrée, aromatisée,* la *lotion* indiquée plus haut, ou de l'*eau pure.*

Nous répéterons, après l'un de nos auteurs les plus autorisés, que ces prescriptions bien faciles à suivre, pourraient, si elles étaient pratiquées avec soin, réduire dans une proportion notable, la contagion des virus syphilitique et blennorrhagique ; malheureusement on les oublie le plus souvent, et c'est dans ce cas que l'on doit répéter avec le fabuliste :

> *O volupté!* quand tu nous tiens,
> On peut bien dire : adieu prudence!

Par suite d'une erreur dans la mise en page, nous conti-
nuons ici la suite du traitement de la spermatorrhée qui
devait suivre à la page 149.

TRAITEMENT DE LA SPERMATORRHÉE AYANT POUR CAUSE L'HERPÈS PRÆPUTIALIS, L'ECZÈMA.

L'irritation causée par cette affection dartreuse, ainsi que nous l'avons dit, peut
avoir pour siége le prépuce, l'anus, le périnée, etc. On doit faire des lotions avec les
eaux sulfureuses tièdes, et employer tous les
moyens divers que nous avons énumérés dans
les deux chapitres qui traitent de ces affections.

Quelquefois lorsqu'il existe une certaine
quantité de *matière sébacée* entre le gland et le
prépuce, cette accumulation devient une cause
d'éréthisme de tout l'appareil, et il est nécessaire de faire disparaître la cause première de
cet éréthisme ; quelques lotions, des injections simples faites entre le prépuce et le

gland, suffisent très-souvent pour calmer cette irritation.

Mais il nous arrive quelquefois de rencontrer des malades chez lesquels il existe une longueur excessive du prépuce, en même temps que son ouverture est d'une étroitesse extrême; dans ce cas l'opération du phimosis (*circoncision*) est nécessaire pour faire cesser complétement les phénomènes inflammatoires qui retentissent sur tout l'appareil génital.

Lorsque les pertes séminales sont entretenues par le *virus syphilitique*, il est nécessaire de prescrire un traitement général qui combatte cet état, de même que si la maladie était sous l'influence d'un *rétrécissement* du canal de l'urèthre, il faudrait obtenir la cessation de cet état anomal du canal, en employant les moyens habituellement en usage.

TRAITEMENT DE LA SPERMATORRHÉE RÉSULTANT D'UN ÉTAT DE DÉBILITÉ GÉNÉRALE.

On emploie dans ces cas tous les moyens propres à relever les forces, les *toniques*, les *ferrugineux,* une *alimentation succulente, épicée,* des *vins très-généreux,* la *vanille,* etc.

Lorsque l'atonie est circonscrite aux parties génitales, nous employons avec beaucoup de succès la *faradisation localisée,* et en quelques séances, il nous arrive de redonner une énergie nouvelle à des malades qui s'étaient soumis aux traitements les plus divers sans aucun succès. Dans quelques cas nous prescrivons des lotions froides acidulées ; quelquefois en même temps nous faisons prendre des quarts de lavement froid ; ou, selon d'autres indications, nous ordonnons la *noix vomique, l'ergot de seigle,* le *bromure de potassium,* la *lupuline,* toutes préparations ayant leur valeur, mais qui réclament, dans leur administration, la connaissance exacte des causes réelles de la maladie.

COMPLICATIONS DE LA SPERMATORRHÉE.

Rarement les pertes séminales existent sans complication, car le plus souvent elles sont liées à des affections de *la vessie,* de *la prostate,* de l'*urèthre* ou du *rectum*, et, dans beaucoup de cas, elles compliquent, elles aussi, ces maladies, et peuvent être ainsi cause et effet.

Les malades affectés de pertes séminales sont prédisposés aux *tumeurs blanches*; aux *déviations* de la colonne vertébrale, et surtout aux affections des *voies respiratoires*.

Quelques maladies de la peau peuvent aussi coïncider avec certaines spermatorrhées, et dans ce cas il faut diriger le traitement contre l'affection dermoïdale.

Lorsque le malade est sujet à une *constipation opiniâtre* il est absolument nécessaire de faire cesser cet état anomal du tube intestinal.

Les *hémorrhoïdes* amènent fréquemment à leur suite, des pertes séminales ainsi que la fissure à l'anus.

Nous avons déjà dit que l'équitation agit également dans le même sens, soit en constipant, soit en irritant l'extrémité inférieure du gros intestin.

Un fait digne de remarque, c'est que beaucoup de malades affectés de pertes séminales, éprouvent un éloignement assez prononcé pour les femmes.

En terminant cette étude et pour nous résumer, nous devons dire, encore une fois, que des *pollutions nocturnes* qui surviennent à l'époque de la puberté ou à l'âge viril, si elles ont *peu de fréquence,* ne peuvent être considérées que comme un symptôme physiologique dont il n'y a pas à s'inquiéter, surtout s'il existe une *continence prolongée,* et, que dans quelques cas, ces évacuations peuvent même être salutaires, en entretenant un équilibre nécessaire dans l'économie.

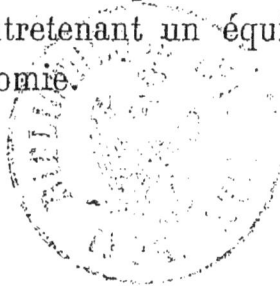

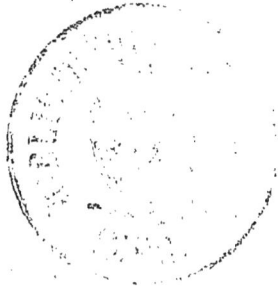

FORMULAIRE.

FORMULAIRE.

PRÉPARATIONS CONTRE L'IMPUISSANCE.

Mixture stimulante aromatique.

Teinture de vanille. ⎫
⎯⎯ de cannelle. ⎬ de chaque. . . . . 10 grammes.

Vin blanc généreux. . . . . 150 ⎯⎯

Sirop de sucre. . . . . 50 ⎯⎯

Mêler et prendre en deux fois dans la journée.

Tablettes stimulantes mongoles.

Sucre en poudre. . . . . 100 grammes.

Gomme arabique en poudre. . . . . 30 ⎯

Extrait d'opium. . . . . 5 ⎯

Girofle en poudre. . . ⎫
Macis. . . . . ⎬ de chaque. . . . 60 ⎯
Muscade. . . . . ⎭

Musc. . . . . 25 centigr.

Mêlez, et ajoutez eau distillée suffisante quantité, divisez en tablettes de 3 décigrammes. On en prend trois en se couchant pour exciter les forces.

Poudre stimulante.

Sucre vanillé.	.50 grammes.	
Cannelle. . . . . } de chaque. . . .	10	—
Muscade.		
Ambre gris.	2	—

Mêlez et divisez en 16 paquets, en prendre trois par jour dans un peu d'eau.

Tablettes de geng-seng.

Sucre en poudre.	2,500 grammes.	
Vanille en poudre.	610	—
Geng-seng en poudre..	80	—

Mêlez et ajoutez :

Teinture de cantharides.	10 grammes.	
Huile essentielle de cannelle..	25 gouttes.	
Teinture d'ambre concent.	10	—

Mêlez avec mucilage de gomme adraganthe, Q. S., faire des tablettes de 1 gramme, on en prend 5 ou 6 par jour.

Liniment stimulant.

Savon médicinal.	4 grammes.	
Alcoolat de serpolet.	250	—
Essence de térébenthine.	30	—

On fait dissoudre et on ajoute :

Ammoniaque liquide. . . . . 1 gramme.

On frictionne légèrement deux fois par jour le périnée et la base de la verge.

Liniment cantharidé.

Teinture de noix vo-
   mique. . . . . } de chaque. . . . . 60 grammes.
Teinture de mélisse. .)

   — de cantharides. 15   —

Faire deux frictions par jour sur le périnée, les lombes et la partie interne des cuisses.

Liniment balsamique.

Baume du Pérou noir.)
Huile de baies de lau- } de chaque. . . . . 8 grammes.
   rier. . . . .)

Huile de muscade. 6   —
Essence de girofle. 50   —
Teinture de lavande. 80   —

Faire trois frictions par jour sur les lombes, le périnée et le haut des cuisses.

Pilules stimulantes.

Acide phosphorique solidifié. . . . . 4 grammes.
Camphre broyé. . . . . 120 centigr.
Poudre d'écorce de quinquina. . . . . 4 grammes.

Extrait de cascarille, Q. S. pour faire des pilules de 10 centigrammes qu'on roule dans de la poudre de cannelle. On en prend 4, trois fois par jour.

PRÉPARATIONS

ANTI-BLENNORRHAGIQUE.

(A prendre dans la période aiguë (voir page. 172);

Tisane d'uva-ursi.

Feuilles d'uva-ursi. . . . .   15 grammes.
Eau bouillante. 1000   —
   Infusion pendant une heure, passez, et ajoutez :
Sel de nitre. . . . .   1 gramme.

Tisane de bourgeons de sapin.

Bourgeons de sapins. . . . .   20 grammes.
Eau bouillante. . . . . : 1000   —
   Infusez trois heures et passez, on édulcore cette tisane avec
le sirop de tolu. . . . .   250 grammes.

Tisane diurétique alcaline.

Eau d'orge. . . . .   500 grammes.
Carbonate de soude.   2   —
   Préparations à prendre lorsque la blennorrhagie n'est pas
douloureuse.

Potion de Choppart modifiée.

Copahu. . . . .
Sirop de pavots. . . . } de chaque. . . . . . 30 grammes.
Sirop de tolu. . . . .
Eau de menthe. . . . . 60 —
— de fleurs d'oranger. . . . . 10 —
    Poudre de gomme arabique Q. S. pour faire une émulsion.
    On en prend de trois à six cuillerées par jour en trois fois.

Poudre de cubèbe.

Cubèbe en poudre. . . . . 20 grammes.
S.-nitrate de bismuth. . . . . 2 —
    Prendre chaque jour cette dose en deux fois, jusqu'à cessation de l'écoulement.

Pilules contre les érections douloureuses.

Camphre.. . . . . . . }
Thridace.. . . . . . . } de chaque. . . . 3 grammes.
    Mêler et faire 20 pilules. On en prend deux ou trois le soir au coucher.

Lavement de copahu.

Copahu. . . . . 25 grammes.
Jaune d'œuf. . . . . n° 1.

Extrait gommeux d'opium. . . . . 5 centigr.

Eau. 200 grammes.

On le prend le soir et on essaie de le garder.

Bois balsamiques.

Copahu pur.. . . . . 25 grammes.

Térébenthine. 25   —

Cubèbe pulvérisé.. 50   —

Incorporez au bain-marie et divisez en 100 pilules,—en prendre 10 par jour jusqu'à cessation de l'écoulement.

Opiat anti-blennorrhagique.

Copahu. . . . . }
Cubèbe en poudre. . . } de chaque. . . . . 12 grammes.

Diascordium. 2   —

Essence de menthe . . . . 10 centigr.

Conserves de cynorrhodons Q. S., à prendre en trois fois dans du pain azyme.

Injection astringente.

Eau de rose. . . . . 200 grammes.

Sulfate de zinc. . . . }
Acétate de plomb. . . } de chaque. 1   —

Laudanum de Sydenham. 1   —

Mêlez et agitez chaque fois, — faire une injection matin et soir que l'on garde deux minutes.

Injection astringente.

Eau de rose. . . . . . ⎫ de chaque. . . . . 100 grammes.
Vin de Roussillon. . ⎭
Tannin.   1   —
Sulfate d'alumine et de potasse.   1   —

Mêlez :—faire une injection matin et soir. On la garde deux minutes au moins.

Pommade résolutive

CONTRE L'ORCHITE, L'ÉPIDIDYMITE ET LE BUBON INFLAMMATOIRE.

Onguent hydrargyrique double. . . . .   30 grammes.
Extrait de belladone. ⎫ de chaque.   2   —
Extrait thébaïque. . . ⎭

Mêlez et faire des onctions sur les parties tuméfiées et douloureuses.

Collyre
contre la conjonctivite blennorrhagique.

Nitrate d'argent. . . . .   1 gramme.
Eau distillée.   30   —

On applique quelques gouttes de cette solution avec un pinceau de blaireau, après avoir nettoyé l'œil.

PRÉPARATIONS

CONTRE LA BLENNORRHAGIE CHRONIQUE
(Blennorrhée).

Sirop ferrugineux.

Sirop de tolu. . . . . 300 grammes.
S.-carbonate de fer. . } de chaque. . . . . 10 —
Extrait de ratanhia. . }
On en prend de quatre à six cuillerées par jour.

Sirop au citrate de fer.

Sirop de tolu. . . . . 500 grammes.
Citrate de fer. . . . . 10 —
Quatre à six cuillerées par jour dans une tasse d'eau de goudron.

Pilules toniques.

Térébenthine de Venise. } de chaque. . . . . 8 grammes.
Extrait de gentiane. . }
Gomme Kino. . . . . } de chaque. . . . . 8 —
Sulfate de fer. . . . . }
Faire des pilules de 10 centigrammes, en prendre 6 par jour en trois fois.

Eau de goudron.

Goudron. . . . . 500 grammes.
Eau.. . . . . 5 litres.

Mettez le tout dans un vase de 6 litres, agitez le mélange avec une spatule de bois, et après dix jours de macération décantez et filtrez.

Se boit par tasses, pure, coupée avec du lait; on édulcore avec un sirop approprié.

Injection.

Eau distillée. . . . . 30 grammes.
Azotate d'argent. . . . . 5 milligr.

Une injection par jour à garder deux minutes.

Les malades qui, ne pouvant se déplacer, désirent une CONSULTATION ÉCRITE, doivent dans leur lettre, indiquer d'une manière exacte :

1° Leur âge, leur tempérament, leur constitution ;

2° Leur profession, leur hygiène habituelle ;

3° Les maladies générales ou locales qui les ont atteints antérieurement ;

4° Les symptômes détaillés de l'affection pour laquelle ils consultent, et l'époque de son début ;

5° Les traitements mis en usage, et, les divers renseignements qu'ils croiront utiles pour établir le diagnostic de leur affection.

TABLE DES FIGURES.

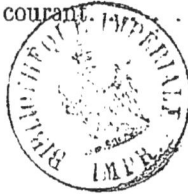

TABLE DES MATIÈRES.

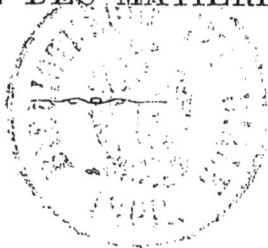

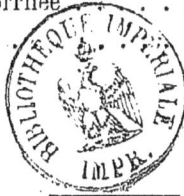